青少年脊柱健康

QING SHAO NIAN JI ZHU JIAN KANG

主　编　孔令军
副主编　何天翔　卜红慧　周　鑫　任　君

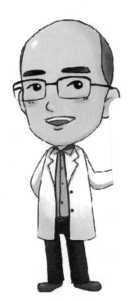

U0304349

上海科学技术出版社

图书在版编目（CIP）数据

青少年脊柱健康 / 孔令军主编. -- 上海 ：上海科
学技术出版社，2021.7（2024.8重印）
ISBN 978-7-5478-5380-1

Ⅰ．①青… Ⅱ．①孔… Ⅲ．①脊柱－保健－青少年读
物 Ⅳ．①R681.5-49

中国版本图书馆CIP数据核字（2021）第104886号

青少年脊柱健康

孔令军　主编

上海世纪出版（集团）有限公司
上海 科 学 技 术 出 版 社　出版、发行
（上海市闵行区号景路159弄A座9F—10F）
邮政编码 201101　www.sstp.cn
永清县晔盛亚胶印有限公司
开本 787×1092　1/16　印张 6.75
字数：140千字
2021年7月第1版　2024年8月第2次印刷
ISBN 978-7-5478-5380-1/R·2319
定价：38.00元

本书如有缺页、错装或坏损等严重质量问题，
请向工厂联系调换

前　言

　　脊柱侧弯、颈椎病、腰椎病等脊柱疾病已成为困扰青少年的常见病。脊柱疾病不仅导致青少年外观畸形、肢体疼痛、麻木等症状，还会诱发心肺功能障碍，甚至危害心理健康，严重影响青少年健康成长。孩子脊柱生病了吗？是否需要就医诊疗？日常如何预防脊柱疾病？如何进行自我锻炼治疗脊柱疾病？面对这些问题，《青少年脊柱健康》一书将为你答疑解惑，青少年和家长一起阅读，共同享受轻松生活！

　　本书是青少年脊柱疾病科普图书，以通俗的语言阐述专业知识，以医生朋友的视角教你认识与防治常见脊柱疾病。"不健康的脊柱危害多"一章详细阐述青少年常见脊柱疾病。你可以轻松判断孩子脊柱是否健康，是否需要就医诊疗，日常生活中如何预防与治疗脊柱疾病等。当然，有关 O 型腿、X 型腿、八字脚、扁平足、踝扭伤等与脊柱异常相关的肌肉骨骼系统疾病的问题，你也可以在本章找到满意答案。"好习惯助你拥有健康脊柱"一章强调坐有坐相、健康行走、睡有讲究等，可帮助你和家人轻松养成脊柱健康好习惯。其中，娱乐健康两不误——"屏幕娱乐"一定是你的必读内容！"生活选品不马虎"章节关乎一家人的日常生活，书包、鞋子、学习桌、枕头、床垫等日常生活品如何选择，选品指南助你轻松选、舒适用。"脊柱健康动起来"手把手教你做脊柱保健操，是脊柱疾病日常防治好帮手。附录提供了"高效就医"小锦囊：怎样找到合适的医生，如何省时高效就医，告别漫长排队等待，使"就医"与"学习"可以兼得。

　　青少年脊柱疾病非一日之寒，治疗更不可能一蹴而就。治有病莫如治未病，青少年脊柱健康的重点在于"早发现、擅预防、多运动"，被动就医治疗远不如自我主动防治。期望家长能更多关注青少年脊柱发育，也希望《青少年脊柱健康》一书可以帮助青少年拥有健康脊柱。同时，我由衷感谢伴我职业成长的广大青少年脊柱疾病患者，希望你们健康成长，早日成为祖国栋梁！

孔令军

2021 年 5 月

关注"脊柱侧弯百科"微信公众号
了解更多脊柱健康相关知识

目　　录

目

录

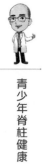

青少年脊柱健康

好习惯助你拥有健康脊柱

生活选品不马虎

脊柱健康动起来

附录：就医贴士

01 不健康的脊柱危害多

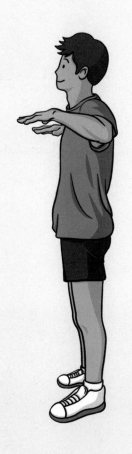

颈源性头痛

 易被忽视的误区

(误区1) 青少年反复轻度头痛没什么事,对生活也没多大影响。

纠错 除了因受凉感冒引起的外感头痛,青少年头痛多为日常生活、学习中不良姿势导致的颈源性头痛,疼痛程度可随时间推移逐渐加重,导致头晕、记忆力减退、视力下降甚至严重影响正常的学习。

(误区2) 孩子说头痛不是大问题,可能因为不想上学。

纠错 孩子说头痛可能是由于不想上学,但当孩子反复抱怨头痛,家长们就应该关注孩子的头痛是否为颈源性头痛了。若是颈源性头痛,需要及时纠正孩子不良的学习、生活习惯,并且关注孩子的日常锻炼。长期反复的颈源性头痛可诱发头晕、视力下降、记忆力减退等一系列问题。

 认识颈源性头痛

头痛是困扰青少年的常见健康问题之一,可严重影响青少年的学习与生活,长期头痛甚至可导致青少年暴躁、抑郁等心理问题。然而,青少年头痛中最常见的"颈源性头痛"却长期被忽视,导致青少年头痛反复难愈。颈源性头痛是由颈部肌肉高张状态、颈椎关节紊乱等颈部肌肉骨骼病变而诱发的头痛,常表现为侧头部、前额部、头枕部的疼痛。

人体头颈部异常灵活,可做前屈、后伸、左右侧屈、左右旋转的三维自由运动。然而,异常的灵活性也导致了颈部肌肉极易失去平衡,出现肌肉张力异常。青少年长期低头学习更会加重部分颈肌的疲劳,导致其持续高张状态,进而累及颈部血管、神经(枕大神经、枕小神经等),对其产生机械性压迫和化学性刺激,诱发颈源性头痛。颈部斜方肌的高张力状态常引起颈后外侧持续疼痛,伴随同侧颞区(太阳穴周围)头痛,有时还可影响到下颌角;胸锁乳突肌的高张力状态诱发的疼痛区域包含面颊区、颞区和前额区(眼眶为主)。

长期的不良读写姿势可导致青少年颈椎关节紊乱。颈椎关节的紊乱可以刺激交感神经,引发头部血管舒缩功能障碍,进而诱发头痛,尤其是神经性头痛。第2～4颈椎小关节紊乱可引起单侧/双侧的偏头痛或后枕痛。颈椎关节紊乱也会导致前额、眼眶区的疼痛。

 ## 及时发现问题

头痛日久会导致青少年难以集中注意力,甚至产生烦躁、抑郁等。青少年头痛是否为颈源性头痛,是否需要就诊,这些症状和提醒需要家人一起关注:

1. 颈源性头痛常为单侧或双侧的放射性疼痛,常见于枕部、枕下部、前额、眼眶等部位。枕部或枕下部常有明显的压痛点。

2. 疼痛常表现为刺痛、钝痛。血管性头痛多呈跳痛或灼痛;神经性头痛多表现为伴有胀、麻的疼痛。

3. 并发症有头晕、头昏、记忆力减退等。

 ## 就医信号

1. 头痛,且合并有颈肩部板滞、僵硬、牵拉感。

2. 颈肩部左右两侧肌肉呈现明显不对称,可伴有触压痛。

3. 头颈部运动受限,表现为前屈、后伸、左右侧屈、左右旋转运动受限或不对称。

家庭自测法

被检查者正坐在椅子上,家人用大拇指指腹点按其枕部、枕下部、颈部两侧,若出现局部压痛明显,且被检查者头颈部呈现明显的运动受限或颈肩部不对称,则需要及时就医确诊。

 ## 运动防治处方

颈、胸椎伸展运动

Step 1:正坐于椅子上,挺直胸背,目视前方,下颌微收;膝关节屈曲90°,双脚平放于地面;肘关节屈曲90°,双掌至于桌面下,掌心向上。

Step 2:双掌向桌面施加轻微压力,同时,背部和颈部向上

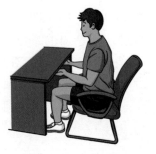

伸展,骨盆略向前(臀部向前趋势),保持 30 秒。

一组 3 次,每天 2～3 组。

颈部拉伸运动

Step 1：正坐于椅子上,挺直胸背,目视前方,下颌微收。

Step 2：右侧手拉住座椅边缘以固定肩部,左手置于头顶右侧。

Step 3：左手带动头颈向左侧屈至最大幅度,至右侧肩颈部有明显的拉伸感,保持 20～30 秒。

左右各 1 次为 1 组,每天 2～3 组。

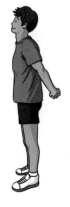

双臂后撑运动

Step 1：站立位,双足与肩同宽。

Step 2：双手置于背后,十指交叉,掌心向前,双臂伸直并向后伸展,至前胸部有牵拉感。

Step 3：双臂向后牵伸至最大幅度,再慢慢向上,至两肩胛骨间有强烈收紧感,保持 5～10 秒,然后放松。

一组 3 次,每天 2～3 组。

肩背扩张运动

Step 1：站立位,双足与肩同宽。

Step 2：双臂抬起,掌心向下,肘部弯曲,与肩同高。

Step 3：双臂向后,使两肩胛骨最大限度靠拢。

Step 4：保持 5～10 秒,然后放松。

一组 15 次,每天 2～3 组。

家庭推拿保健

针灸、推拿等保守疗法对颈源性头痛及其诱发的头晕、记忆力减退等并发症均具有较好的疗效。家庭生活中,家长可以为青少年做一些简单的家庭推拿治疗。

Step 1：青少年采用俯卧位,家长用拇指按揉其颈肩结合部脊柱两侧 3～5 分钟。

Step 2：家长用拇指和食指的指腹按于青少年的头枕部,寻找压痛点,找到后轻轻地按揉 2～3 分钟,力度要轻柔缓和,以青少年可以接受的程度为准。

Step 3：用热水袋或热毛巾在青少年颈肩部热敷 15～20 分钟。

不健康的脊柱危害多

驼　背

 易被忽视的误区

误区 驼背不是病，长大自然就好了。

纠错 青少年常见的姿势性驼背多导致背部肌肉被拉长且力量薄弱，松弛的肌肉无法维持脊柱的正常位置。因此，驼背是不可能自愈的，只会越来越严重。严重的驼背不仅会造成身体畸形，通常还会导致呼吸、循环、消化系统并发症（如胸闷、气短、心慌、胃痛、消化不良等），更会出现缺乏自信、懦弱等心理问题。

 认识驼背

驼背，即胸椎过度后凸畸形，正常胸椎曲度范围是 20～40 度，如果其超过 40 度则被认为胸椎过度后凸畸形，驼背畸形可分为活动性驼背和固定性驼背。活动性驼背是由于长期不良姿势导致的胸椎过度后凸，又称姿势性驼背，其多见于青少年，X 线检查未见胸椎骨骺变化；固定性驼背常是由强直性脊柱炎、佝偻病、黏多糖贮积症等引起的胸椎过度后凸畸形，X 线检查可见胸椎关节异常和骨骺变化等。长期的姿势性驼背可进一步发展为较难治疗的固定性驼背。

青少年最常见的是姿势性驼背，其主要特点为显著的肌肉异常，主要异常肌肉包含胸部肌肉（胸肌、肋间肌）的缩短和紧绷，背部肌肉（中斜方肌、下斜方肌、菱形肌等）的拉长和薄弱无力。因此，姿势性驼背可通过科学的形体矫正训练进行有效的预防与治疗。

 及时发现问题

驼背会导致青少年缺乏自信、懦弱、内向等。驼背早期常出现身体疼痛和姿势异常，以下这些症状和提醒需要家人一起关注：

1. 背痛，可伴颈肩部、腰部的疼痛。

2. 背部过度后凸，常伴头部向前伸。

3. 并发症有胸闷、气短、心慌等心肺功能异常。

 就医信号

1. 出现"探头、弓背"姿势。
2. 颈肩部和背部有板滞感觉和疼痛。

家庭自测法

　　被检查者靠墙站立,如果肩膀外端后缘与墙壁距离大于 2.5 厘米,说明被检查者可能存在含胸驼背问题,需要及时就医确诊。

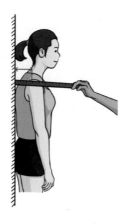

 运动防治处方

"泰坦尼克"伸展

　　Step 1:站立于门框正中,面向门外;双手后伸,握住门框,双臂伸直。

　　Step 2:下颌微收,目视前方,身体前倾至胸部和肩部有舒服的拉伸感,保持 20~30 秒,然后放松。

　　每天 2~3 次。

胸部拉伸

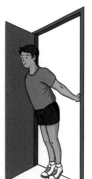

　　Step 1:站立于门框正中,面向门外,双臂抬起与肩同高,肘关节屈曲 90°,置于门框

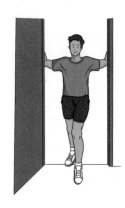

内侧。

Step 2：左足向前迈步，上身前倾，至胸部有拉紧感；然后换右足向前，做相同的动作，如此交替一次算 1 组。每次保持 20～30 秒，然后放松。

每天 2～3 组。

背部肌肉强化

Step 1：俯卧位，将靠垫垫于腹部下方，前额贴于地面，双臂向两侧伸直，手掌向下。

Step 2：手臂垂直地面抬起，使两侧肩胛骨内收，保持 20～30 秒，然后放松。

一组 2～3 次，每天 3 组。

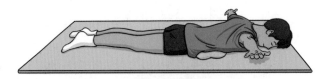

Step 1：俯卧位，双臂沿着身体两侧伸直，双腿伸直。

Step 2：双臂垂直于地面抬起，双腿伸直，双脚绷紧，头部抬起，下巴向胸部方向内收，保持 20～30 秒，然后放松。

一组做 2～3 次，每天 3 组。

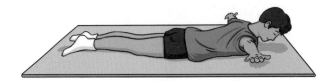

🦴 家庭推拿保健

Step 1：青少年俯卧位，家长采用拇指或掌跟按揉青少年脊柱两侧 3～5 分钟。

Step 2：家长一手掌跟按于青少年背部后凸处，另一只手将青少年一侧肩部向后拉伸，以青少年感到胸部被拉伸为宜，保持 10～15 秒，然后放松。

Step 3：以同样操作拉伸另一侧肩部。

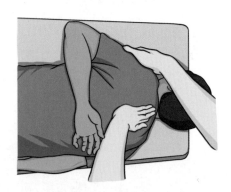

青少年脊柱健康

脊 柱 侧 弯

易被忽视的误区

误区 1 脊柱侧弯是一种罕见疾病。

纠错 大家常认为脊柱侧弯是"罕见病",但事实并非如此。由于脊柱侧弯多发于青少年,患病早期相关症状并不明显,而且多数青少年即使发现自己身体不适,也不愿意向父母诉说或寻求帮助,造成了脊柱侧弯早期诊断的严重不足。同时,脊柱侧弯的患者由于身体的畸形,通常伴有一定程度的自卑感,不愿将病情告知他人,甚至亲人。因此,造成了人们对脊柱侧弯的认识误区——"脊柱侧弯是一种罕见病"。实际上,我国青少年脊柱侧弯的发病率极高,广东省中学生脊柱侧弯发病率更是高达 5.4%。

误区 2 脊柱侧弯绝大多数不会发展,可以不用治疗。

纠错 脊柱侧弯治疗的关键是"早发现、早治疗"。脊柱侧弯的发展与预后是难以预测的,侧弯发病早期,除脊柱两侧肢体的不对称外,侧弯患者脊柱的灵活性、稳定性、承重功能等并未见明显异常。然而,家长的侥幸心理常导致患儿错过最佳治疗时机,延误治疗。随着脊柱侧弯的加重,青少年心肺功能的正常发育受到影响,导致肺通气障碍、肺不张等。另外,由于失衡导致的脊柱关节紊乱,椎间盘提早且加速退变,肌肉疲劳、萎缩、疼痛等并发症,均给青少年的学习与生活带来严重的影响。

误区 3 运动可加速脊柱侧弯发展,患脊柱侧弯的青少年应避免运动。

纠错 患脊柱侧弯的青少年应避免一些肢体旋转式的运动,例如:乒乓球、羽毛球、网球、棒球、高尔夫球等。因为此类运动长期单侧扭转身体,可加速脊柱侧弯的发展。同时,脊柱与肌肉的失衡导致侧弯的脊柱对抗重力的能力更差。因此,患脊柱侧弯的青少年还应尽量减少负重运动,如举重、负重深蹲等。

患脊柱侧弯的青少年可采用游泳、慢跑等左右平衡的非负重类运动进行日常锻炼。同时,考虑到脊柱侧弯会给青少年带来明显的心理问题,如焦虑、自卑甚至自闭等,太极拳、八段锦等兼顾"身""心"的运动既可以改善脊柱侧弯者脊柱及其相关肌肉的柔韧性,又有助于改善患者的心理状态和呼吸功能。

认识脊柱侧弯

脊柱侧弯是一种复杂的三维畸形,是脊柱的一个或数个节段在冠状面上偏离中线向侧方弯曲,形成带有弧度的脊柱畸形,通常伴有脊柱水平面上的椎体旋转和矢状面上生理曲度异常。简单地说,正常人的脊柱从背面看直立于身体正中,如果脊柱向左或右偏离中线,称之为脊柱侧弯。脊柱作为人体的中轴,是胸腔和腹腔的重要组成部分。脊柱侧弯不仅会导致患者"高低肩""剃刀背""长短脚"等躯体畸形,更会影响其心肺功能的正常发育,诱发肺的膨胀障碍,甚至局部的肺不张,出现心悸、气短、胸闷等现象。严重脊柱侧弯可导致神经功能减退,甚至会出现瘫痪、大小便功能障碍等。

脊柱侧弯多发于青少年,以女孩居多(男女发病比例约为 1∶7)。我国青少年脊柱侧弯的发病率极高。2016 年,上海崇明岛地区青少年脊柱侧弯发病率接近 3%;广东省中学生脊柱侧弯发病率更是高达 5.4%。脊柱侧弯治疗的关键是"早发现、早治疗",以免脊柱侧弯畸形进一步发展,造成青少年严重的身心疾患。然而,由于脊柱侧弯早期症状不明显及青少年期特殊的心理状态等,脊柱侧弯的早期诊断严重不足,很多青少年错过了最佳治疗时机。

 ## 及时发现问题

脊柱侧弯可导致患者出现孤僻、自闭、自卑等一系列心理障碍,尤其是青少年,更容易对其自身畸形感到担心和忧虑,逐渐导致其无法融入社会生活,以下这些症状和提醒需要家人一起关注:

1. "高低肩":双肩不等高。
2. "剃刀背":背部一侧肩胛骨隆起。
3. "大小胸":一侧胸廓塌陷,一侧隆起。
4. "长短脚":跛行,源于骨盆倾斜。
5. 心肺系统并发症:心悸、气短、胸闷等。
6. 消化系统并发症:消化不良、胃痛等。

 ## 就医信号

家长可以通过孩子脊柱侧弯早期的身体外观变化,做到脊柱侧弯的"早发现"。主要变化如下(被检查者裸露腰背部):①两肩不平:自然站立,一肩高,一肩低;②肩胛骨一高一低(即"剃刀背"):一侧肩胛骨隆起,或肩胛骨下角不在同一水平线上;③躯干两侧至肘部的距离不等:双臂自然下垂,观察双臂与躯干形成的空隙是否对称;④一侧躯干(腰部附近)部有褶皱形成;⑤一侧胸部塌陷,一侧背部隆起。青春期发育的女性患者,如果乳房发育,表现为双乳房不对称,一侧乳房偏大,两乳房高低也不一致;⑥骨盆倾斜:被检查者裸露双下肢,双

青少年脊柱健康

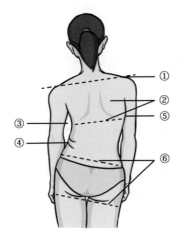

脚并拢直立,观察两侧臀线(臀部隆起与大腿之间的体表沟)是否等高对称,如果不对称,骨盆可能倾斜。

家庭自测法

　　"Adam 前屈试验"是脊柱侧弯早期诊断中简易、灵敏、实用的方法。具体做法如下:被检查者面向检查者站立,全身放松,裸露腰背部,双脚并拢,双手合拢置于体前,然后缓慢前屈,检查者依次观察其上胸段、中胸段、胸腰段及腰段两侧是否等高、对称。若不等高、对称,说明 Adam 前屈试验阳性,可能为脊柱侧弯。

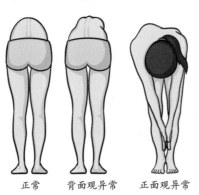

正常　　　　背面观异常　　　正面观异常

"Adam 前屈试验"注意事项

- 被检者站立于平地,若有双下肢不等长,应将较短下肢垫高。
- 被检者背部完全裸露。
- 被检者背部应光线明亮,侧光造成的阴影易产生假象。
- 前屈时,被检者应双手掌合拢,双上肢自然下垂,然后缓慢前屈,方便检查者自上而下了解整个脊背情况。

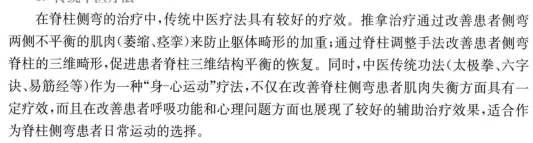

脊柱侧弯治疗的关键在于"早发现、早治疗",防止侧弯畸形加重。脊柱侧弯的治疗方法很多,较常用的疗法有推拿治疗、电针治疗、表面电刺激、运动疗法、支具治疗、手术治疗等。一般依据患者侧弯 Cobb 角的大小选择相应的治疗方案,原则上 Cobb 角＞40°建议采用手术治疗;20°＜Cobb 角＜40°建议采用支具配合其他保守疗法;Cobb 角＜20°建议采用运动疗法、推拿治疗等保守疗法。当然,医生还需要根据患者临床症状的差异决定最终的治疗方案。

1. 传统中医疗法

在脊柱侧弯的治疗中,传统中医疗法具有较好的疗效。推拿治疗通过改善患者侧弯两侧不平衡的肌肉(萎缩、痉挛)来防止躯体畸形的加重;通过脊柱调整手法改善患者侧弯脊柱的三维畸形,促进患者脊柱三维结构平衡的恢复。同时,中医传统功法(太极拳、六字诀、易筋经等)作为一种"身-心运动"疗法,不仅在改善脊柱侧弯患者肌肉失衡方面具有一定疗效,而且在改善患者呼吸功能和心理问题方面也展现了较好的辅助治疗效果,适合作为脊柱侧弯患者日常运动的选择。

2. 运动疗法

脊柱侧弯的运动疗法通常采用一系列的姿势矫正、呼吸训练、平衡训练、肌肉训练或拉伸等运动方式来改善脊柱侧弯的三维畸形。运动疗法通常可为脊柱侧弯患者提供个性化、有效的运动方案,且将运动治疗融入患者生活之中。常见的脊柱侧弯运动疗法包含 Schroth 疗法(德国)、SEAS 疗法(意大利)、Dobomed 疗法(波兰)、Sideshift 疗法(英国)等。脊柱侧弯运动疗法通常需要与支具治疗、推拿治疗等配合使用。

3. 手术治疗

由于诸多因素均可影响脊柱侧弯手术的临床决策,所以脊柱侧弯手术与否,需要依据专科医生的临床评估与判断。脊柱侧弯手术治疗的参考因素有:Cobb 角＞40°(或骨骼发育停止,Cobb 角＞50°);Risser 征 0～1 度(骨骼未成熟);女性患者尚未月经初潮;青春期严重的躯干畸形与不对称;胸廓畸形严重影响患者心肺功能;短期内侧弯有明显加重的风险;非手术治疗未能控制侧弯发展及相应并发症。

特别提醒 脊柱侧弯治疗较为特殊,需专科医生的评估与指导,切不可私自尝试相关治疗。

青少年腰痛

易被忽视的误区

(误区 1) 当孩子抱怨"妈妈,我腰疼"的时候,家长的反应往往是置之不理、付之一笑,甚至反驳孩子:"小孩子,哪里有腰……"

纠错 腰痛是以腰背部疼痛为代表的一组症状群或症状综合征,可伴有肌肉紧张、僵硬、下肢疼痛或麻木等症状。随着学习和生活习惯的改变,异常姿势、伏案久坐、学习任务繁重、长时间使用电脑或手机等均可导致腰痛,是青少年群体中的常见病,其发病率高达 $30\% \sim 50\%$。而且,青少年腰痛发病呈现低龄化趋势。有研究报道,青少年腰背疼痛症状可在 $8 \sim 9$ 岁时出现,并能持续发展到成年。因此,"早发现、早治疗"和"积极改善不良坐姿"对于青少年腰痛的预防与治疗至关重要。

(误区 2) 青少年每天都坐着上课学习,也没干什么体力活,腰痛只是偷懒不想学习的借口。

纠错 经过上千年的进化,人类已经适应了站立位的姿势。但不幸的是,现代生活又将人类从站立改变为坐姿生活。现代社会的青少年久坐已经成为一种常态。有数据显示,我国青少年久坐的时间惊人,每天课堂学习时间 $5 \sim 6$ 小时,每周课外学习(写作业和补课等)时间 $28 \sim 36$ 小时。坐位时,脊柱的受力情况和站立位存在较大不同,坐姿时间过长可以导致脊柱生物力学结构的改变。如果再考虑到绝大多数青少年的坐姿异常,那么脊柱形态与功能产生的异常改变将会显著增加。研究表明,异常的坐姿是腰背疼痛的重要诱因之一。异常坐姿的学生腰背疼痛发生率是正常坐姿者的 $3 \sim 4$ 倍。可见,长时间不正确的坐姿很可能导致脊柱形态、功能的变化,并最终诱发青少年腰背疼痛。

认识青少年腰痛

青少年腰痛是以腰部疼痛为代表的一组症状群,一般指人体背部肋缘至臀皱襞之间任何部位的疼痛,可伴有肌肉紧张、僵硬、下肢疼痛或麻木等症状,且多为非特异性腰痛,也就是"找不到明确的组织病理学病因的腰痛"。青少年腰痛常见诱因包含异常姿势、伏案久坐、缺少体育锻炼、体重因素、心理问题、家族病史等。书包重量的增加、繁重的学习任务、长时间使用手机与玩游戏等也是加重青少年腰痛的危险因素。

　　青少年腰痛的发生率高达 30％～50％,且发病率呈逐年上升趋势。国家体育总局调查显示,我国初中生腰背痛发生率男生为 33.8％,女生为 42.6％,高中生发病率更高,男生为 39.2％,女生为 54.5％。而且,青少年腰痛发病出现低龄化趋势。研究报道,青少年非特异性腰痛的症状可在 8～9 岁出现,并能持续发展到成年。但遗憾的是,由于青少年腰背痛初期症状并不严重,且存在自行缓解现象。因此,家长、老师及青少年本身并没有对腰背痛产生足够的重视。然而,青少年时期出现腰痛的患者,成年后便成了腰痛的易发人群,腰痛会对其学习、工作和生活产生严重影响。

及时发现问题

　　腰痛可导致青少年运动能力下降。长期反复腰痛的青少年可出现腰椎退行性改变,如椎体增生、椎间盘突出等。以下这些症状和提醒需要家人一起关注:

　　1. 反复出现一侧或两侧腰部疼痛、肌肉僵硬等。

　　2. 腰部有固定的压痛点或压痛较为广泛。

　　3. 伴有下肢放射痛、麻木。

就医信号

　　1. 腰部板滞、疼痛,偶尔可见臀部疼痛。

　　2. 腿部有疼痛、麻木感。

　　3. 腰部屈伸、旋转等活动受限,或运动时可诱发明显疼痛不适。

运动防治处方

 腰背肌肉拉伸

Step 1:跪坐,臀部坐于脚后跟。

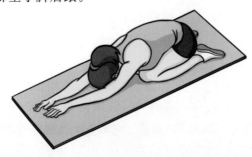

Step 2:弯腰下俯,腹部紧贴大腿,手臂放松,尽量向前伸展,肩部下压,背部放松,

使腰背部有轻微的牵拉感。

一组 3 次，每天 3 组。

Step 1：俯卧，双手将上身撑起。

Step 2：挺胸抬头，下颌上扬，保持下肢贴紧地面，使整个腹部产生牵拉感。

一组 3 次，每天 3 组。

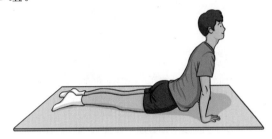

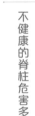

髂腰肌拉伸

Step 1：仰卧，双膝屈曲，小腿与地面呈 45°。

Step 2：双手抱住右膝，贴近前胸，左腿放松慢慢伸直（若不能伸直，可逐渐练习至伸直贴地）。

Step 3：换另外一侧重复同样动作。

一组 3 次，每天 3 组。

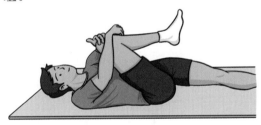

背桥训练

Step 1：仰卧，双脚与肩同宽，脚跟着地。

Step 2：臀部抬起，使肩部、胯部和膝关节成一条直线，收腹，用上背部支撑地面，保持 30～60 秒。

一组 10 次，每天 3 组。

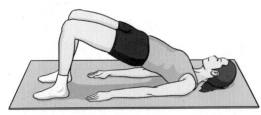

卷腹运动

Step 1：仰卧，腰部尽力贴于地面，屈髋，大腿与地面成 90°。

Step 2：双手置于大腿两侧，头、颈、肩部放松，腹部用力，抬起上半身至最大幅度，保持 5～10 秒。

一组 3 次，每天 3 组。

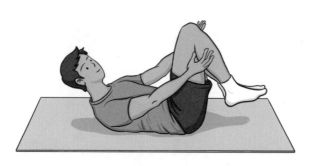

侧举运动

Step 1：左侧卧，身体与地面垂直，左手支撑头部，右手置于胸前地面辅助稳定。

Step 2：双腿伸直抬离地面至左膝离开地面，左腿保持稳定，右腿继续侧抬、放下 10 次。

Step 3：换另一侧同样动作。

一组 3 次，每天 3 组。

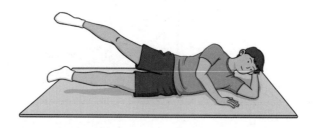

家庭推拿保健

Step 1：青少年俯卧位，家长采用拇指或掌跟按揉青少年腰椎两侧 3～5 分钟。

Step 2：然后用手掌小鱼际侧或全掌（可配合使用按摩油）在青少年臀部与胸椎之间，与脊柱垂直方向施以往复擦法，直至腰部产生温热感。

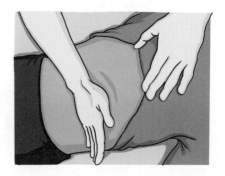

膝 内 翻

 易被忽视的误区

误区 O型腿一定是天生的,必须手术治疗。

纠错 首先,O型腿(即膝内翻)并不是天生的。膝内翻分为结构性膝内翻与功能性膝内翻。其中,结构性膝内翻是指因缺钙、佝偻病等导致的关节或骨骼异常而产生的膝内翻,一般需要手术矫正治疗,结构性膝内翻较少见。在青少年中常见的是因异常姿势引起的功能性膝内翻,其可通过异常姿势纠正及功能训练获得较好的临床疗效。

 认识膝内翻

膝内翻又称O型腿、罗圈腿、弓形腿等,是一种常见的下肢异常,主要表现为双下肢自然伸直或站立时,双足内踝能相碰而两膝不能靠拢。

膝内翻可分为结构性膝内翻与功能性膝内翻。其中结构性内翻是指因缺钙、佝偻病等导致的关节、骨骼异常而诱发的膝内翻,结构性内翻较少见。功能性膝内翻是指因不良姿势、习惯引起的下肢肌肉失衡,进而导致骨骼排列异常的膝内翻,功能性膝内翻较多见。

需要注意的是,长期的功能性膝内翻可诱发骨骼应力的异常分布,最终导致结构性膝内翻。青少年的膝内翻多为异常姿势诱发的功能性膝内翻,多可通过科学的形体矫正训练进行有效的预防与治疗。

 及时发现问题

膝内翻可在一定程度上导致青少年出现心理问题,尤其是女生,会因为外观异常而缺乏自信等。以下这些症状和提醒需要家人一起关注:

1. 膝部、足踝部、足底部位疼痛。
2. 膝关节外侧副韧带及内侧半月板损伤。

3. 膝、髋关节过早退变；继发脊柱的退变，出现颈、腰部疼痛。

4. 下半身稳定性变差，肌肉劳累，下肢循环异常及脂肪堆积（即"腿变粗"）。

下肢外观出现异常，可伴有膝、踝部疼痛。

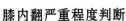 家庭自测法

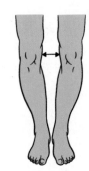

功能性膝内翻判断

自然站立，双足内踝能相碰而两膝不能靠拢，则为膝内翻。

站立位时双脚并拢，膝盖放松（不要过度后伸），用力夹紧臀部、大腿内侧及膝盖，若膝内翻消失或明显改善，多为功能性膝内翻。

膝内翻严重程度判断

膝内翻的严重程度常通过常态膝距和主动膝距两项指标来判断。

常态膝距是直立时两足踝部靠拢、双腿和膝关节放松时，双膝关节内侧的距离。主动膝距是直立时两足踝部靠拢、腿部和膝关节向内用力并拢时双膝关节内侧的距离。根据常态膝距和主动膝距的大小，膝内翻分为Ⅰ度、Ⅱ度、Ⅲ度和Ⅳ度。

- 常态膝距在3厘米以下，主动膝距为0的属Ⅰ度。
- 常态膝距在3厘米以下，主动膝距大于0的属Ⅱ度。
- 常态膝距在3～5厘米之间的为Ⅲ度。
- 常态膝距大于5厘米的属Ⅳ度。

 运动防治处方

大腿内侧肌群的拉伸

Step 1：单膝跪姿，另一侧大腿向侧面打开，并向侧面滑行。

Step 2：屈髋向后坐，注意把重心放在髋关节上，大腿内侧肌群有明显的拉伸感，自然呼吸。

一组3次，每天2～3组。

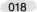

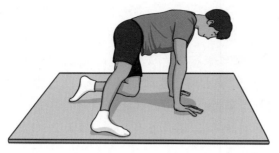

股四头肌拉伸

Step 1：站立位，一手扶墙，另一手握住同侧足踝，将足跟拉向同侧臀部，同时髋关节后伸。

Step 2：大腿前侧肌群呈现明显的拉伸感，尽量保持骨盆中立位。

配合呼吸，吸气时不动，呼气时用力。一组 3 次，每天 2～3 组。

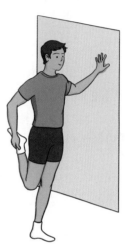

臀桥运动

Step 1：仰卧位，屈膝，双膝分开与髋同宽，双臂置于身体两侧。

Step 2：吸气不动，呼气时臀部向上发力抬起，同时双脚向前、向下蹬地并且腹部收紧，直到肩、髋、膝处在一条直线上，保持 5 秒（注意不能向上挺腹）。

Step 3：回到起始姿势。

一组 10 次，每天 2～3 组。

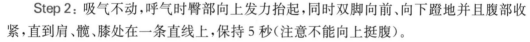

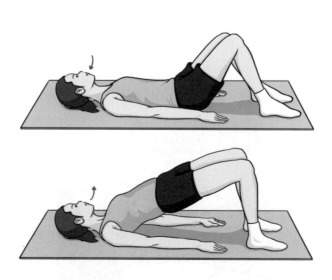

Step 1：坐位，双手握拳置于双膝之间，以稳定双膝。

Step 2：在双膝稳定、脚掌不离开地面的情况下，以足跟为中心，脚尖向内旋转，旋到最内侧时坚持 5 秒，再回到起始位置。

配合呼吸，吸气时不动，呼气运动。每组 10 次，每天 2～3 组。

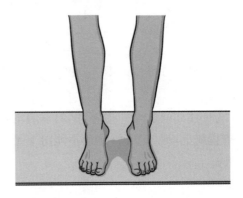

家庭矫正训练

Step 1：站立位，双脚分开 5 厘米，膝关节放松（注意不可过伸）。

Step 2：臀部收紧，直到感觉到足弓微微抬离地面，将部分重心转移到脚掌的外侧。

Step 3：保持该姿势将脚跟抬离地面，沿脚掌外侧将重心转移到前脚掌坚持 5 秒，然后缓缓放下。

可配合呼吸，呼气时脚跟抬离地面，吸气时回到起始位置。每组 10 次，每天 2～3 组。

家庭推拿保健

Step 1：青少年侧卧位，下侧腿在后。

Step 2：家长用肘部按摩青少年大腿内侧肌群 3～5 分钟，注意动作要轻柔。

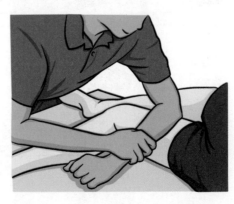

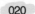

膝 外 翻

易被忽视的误区

误区 腿型不好不过就是稍微不好看点，没什么大不了的。

纠错 腿型外观异常最直接的影响就是下肢生物力学。关节在其正常的位置时活动灵活，不容易受到损伤。但如果下肢生物力学异常，会导致关节压力改变及其周围组织受力不均匀，长期的不当活动会引起关节损伤，最后导致膝关节疼痛久治不愈。随着时间的延长，骨结构发生改变，最终导致结构性膝关节异常。

同时，腿型的改变会影响到脊柱的健康。下肢力学的改变会导致躯干和下肢的枢纽——骨盆发生倾斜或扭转，脊柱会代偿性地出现相应的改变，随着时间的延长，会引起颈、腰部疼痛。

认识膝外翻

膝外翻俗称 X 型腿，也是一种常见的下肢异常，主要表现为自然站立时，双膝可碰到一起，而双足内踝不能靠拢，且走路时易出现双膝互碰的现象。膝外翻也可分为结构性膝外翻和功能性膝外翻。结构性膝外翻是因骨骼本身出现异常而引起的膝外翻，主要病因包含佝偻病、软骨发育障碍、外伤、骨折等。

其中，青少年的结构性膝外翻多是由婴幼儿期过早走路和使用学步车不当导致的骨骼发育异常。结构性膝外翻多需要手术治疗。青少年最常见的是功能性膝外翻，其多因不良习惯和姿势引起下肢肌肉失衡导致骨骼排列异常，常伴随着髋关节内收与踝关节外翻。失衡的下肢肌群包含髋内收肌、阔筋膜张肌、腓骨肌、髋外展肌等。青少年功能性膝内翻多可通过科学的形体矫正训练进行有效的预防与治疗。

及时发现问题

膝内翻同膝外翻一样，可在一定程度上导致青少年出现心理问题，尤其是女生，会因为外观异常而缺乏自信等。以下这些症状和提醒需要家人一起关注：

1. 膝部、足踝部、足底部位疼痛。
2. 膝关节内侧副韧带及外侧半月板损伤。
3. 膝、髋关节过早退变；继发脊柱的退变，出现颈、腰部的疼痛等。
4. 下半身稳定性变差，肌肉劳累，下肢循环异常及脂肪堆积（即"腿变粗"）。

就医信号

下肢外观出现异常，可伴有膝、踝部位疼痛。

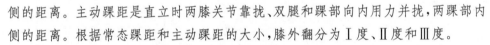 家庭自测法

功能性膝外翻判断

自然站立，双膝可碰到一起，而双足内踝不能靠拢，则为膝外翻。

站立位时双膝并拢，用力夹紧小腿及双踝，膝外翻消失或明显改善，多为功能性膝外翻。

膝外翻严重程度判断

通过常态踝距和主动踝距两项指标来判断膝外翻严重程度。

常态踝距是直立时两膝关节靠拢、双腿和踝部放松时，两踝部内侧的距离。主动踝距是直立时两膝关节靠拢、双腿和踝部向内用力并拢，两踝部内侧的距离。根据常态踝距和主动踝距的大小，膝外翻分为Ⅰ度、Ⅱ度和Ⅲ度。

- 常态踝距在 3 厘米以下，主动踝距为 0 的属于Ⅰ度。
- 常态踝距在 3~6 厘米，主动踝距大于 0 的属于Ⅱ度。
- 常态踝距大于 6 厘米的属于Ⅲ度。

运动防治处方

日常姿势纠正

纠正不良习惯，坐位时不能将下肢摆放为"W"形，即膝关节靠近双足向外、向后打

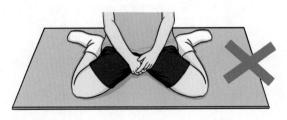

开；站立及行走时尽量控制膝盖不向中线方向移动。

内收肌拉伸

Step 1：臀部靠墙坐在地上，屈膝两脚掌相对，两手抓住脚或踝，尽量向腹股沟拉近。

Step 2：两肘放在大腿内侧或膝上，背部挺直，吸气不动，呼气时缓缓向地面下压，至最大幅度，保持5～10秒。

每组3次，每天2～3组。

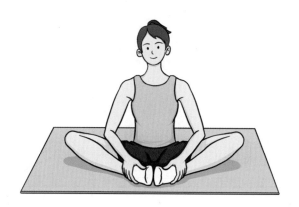

阔筋膜张肌拉伸

Step 1：一手扶墙，双腿交叉如图所示。

Step 2：髋关节向墙壁方向移动，躯干与骨盆向相反方向移动，吸气时不动，呼气时让拉力变得更紧，然后保持5～10秒。

每组5次，每天2～3组。

蚌式训练

Step 1：侧卧，屈髋屈膝，双侧下肢靠拢，将一个弹力大小合适的弹力带套在双膝部位。

Step 2：下肢下侧保持不动，骨盆及腰部也要保持不动，将下肢上侧充分打开（外展外旋），在最高点保持5秒。

每组10次，每天2～3组。

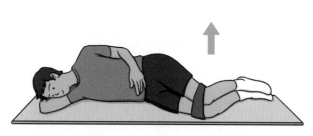

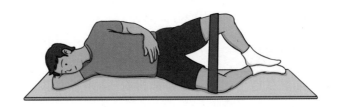

臀桥运动

Step 1：仰卧位，屈膝，双膝分开与髋同宽，双臂置于身体两侧。

Step 2：吸气不动，呼气时臀部向上发力抬起，同时双脚向前、向下蹬地并且腹部收紧，直到肩、髋、膝处在一条直线上，保持 5 秒（注意不能向上挺腹）。

Step 3：回到起始姿势。

每组 10 次，每天 2～3 组。

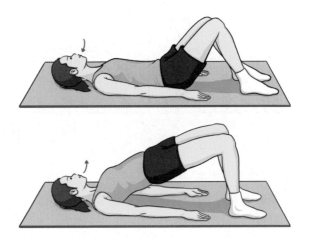

 家庭推拿保健

Step 1：青少年侧卧，下侧下肢屈曲以稳定身体，上侧下肢伸直悬在床边。

Step 2：家长双手重叠拳背，置于阔筋膜张肌之上并施加适当的压力。嘱青少年深呼吸，呼气时，家长自下而上缓缓推按阔筋膜张肌，至明显痛点处，再嘱青少年深呼吸，呼气时，家长加大推按力度，直至痛点减轻或消失，推按 3～5 遍。

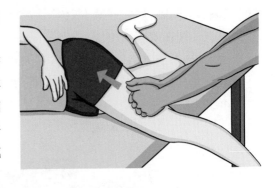

八 字 脚

易被忽视的误区

误区　孩子存在八字脚,如果没有不舒服,就不用治疗。

纠错　青少年出现八字脚,说明存在下肢的力学结构异常。下肢力学结构的异常会引起下肢关节甚至脊柱椎间盘的不平衡受力,导致关节提前退变,随着时间延长,可能会引起下肢或躯干反复疼痛。青少年八字脚极易导致运动能力缺失与异常。而且,长期未得到改善的青少年功能性八字脚易转变为结构性八字脚。因此,青少年出现八字脚异常需及时确诊与积极治疗。

认识八字脚

人在正常行走时,脚尖并不是完全朝向前方,而是与前进方向成大约5°～7°的夹角(足跟中点与第二趾连线与前进方向的角度),这个角度称为足偏角。若足偏角过大则称为外八字;足偏角过小甚至足尖指向内侧则称为内八字。八字脚在儿童时期很常见,但是多数儿童的八字脚会随着成长慢慢消失。

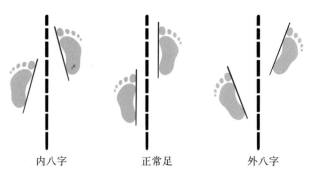

内八字　　　　　正常足　　　　　外八字

青少年时若仍存在八字脚则属异常,八字脚异常也可分为结构性和功能性两种。骨骼异常导致的结构性八字脚比较少见。青少年最常见的是功能性八字脚,其诱因是姿势习惯异常引起的下肢肌肉力量失衡。其中,常见的外八字功能异常主要为髋关节外旋引起整个下肢向外旋转（髌骨与胫骨结节同时向外旋转）而导致足部的外八字异常，或因髋关节内旋致胫骨代偿性地向外旋转（髌骨向内旋转而胫骨结节向外旋转）而引起；常见的内八字异常则为髋关节过度内旋（髌骨与胫骨结节同时内旋转）导致足部内八字异常，或因为髋关节外旋致胫骨代偿性地向内旋转（髌骨向外旋转而胫骨结节向内旋转）而引起。常见的失衡肌肉包含臀大肌、臀中肌、耻骨肌、长收肌、短收肌、半腱肌、半膜肌、股二头肌等。功能性八字脚多可经过科学合理地锻炼而明显缓解。

及时发现问题

内、外八字脚通常短期内可无明显症状，易导致患者忽视，贻误治疗。以下这些症状和提醒需要家人一起关注：

1. 足部易疲劳和疼痛，源于长期八字脚引起的足弓改变（外八字导致足弓塌陷；内八字导致足弓升高），导致足弓的缓冲作用下降。

2. 长期的八字脚可导致下肢生物力学异常，继发造成足踝部、膝关节、髋关节、腰部的疼痛，且久治不愈。

3. 长期八字脚可出现下肢局部脂肪堆积而肥大，导致下肢甚至是躯干部位美学异常，引起部分人群尤其是女性会因为外观原因而缺乏自信等。

就医信号

走路呈现外八字或内八字异常。

家庭自测法

"八字脚"较易于发现，一般"内八字"走路时足尖相对，足跟朝外；"外八字"则相反，走路时足跟相对，足尖朝外。判断"外八字"时需要注意，正常行走时脚尖并不是完全朝向前方，而是与前进方向成大约 5°～7° 的足偏角（足跟中点与第二趾连线与前进方向的夹角）。

运动防治处方

首先，青少年应注意日常姿势，纠正不良习惯。常见不良姿势包括日式的跪式坐姿、"W形"坐姿、俯卧位的睡姿、跷二郎腿、站立时单腿承重及膝关节过伸等。

1. 外八字脚的运动防治处方

臀部肌肉拉伸

Step 1：一侧下肢屈曲外旋，置于高度合适的床面，另一侧下肢呈单腿站立姿势。

Step 2：保持脊柱直立的同时上半身向前倾斜，找到拉伸感最明显的位置稍作停留，保持 5～10 秒。

Step 3：稍微改变上半身位置，找到下一个拉伸感较明显的位置，重复上述动作。

每组 3 次，每天 2～3 组。

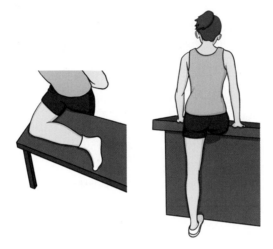

小腿后侧肌肉拉伸

Step 1：弓箭步面墙站立，双手扶墙，将身体的重心通过上肢传导到墙壁而不是置于前侧下肢。

Step 2：双侧脚尖朝前，骨盆不能出现扭转，调整前后脚到合适距离（注意距离越大拉伸感越明显），将前侧膝盖向前移动，此时会感到后侧小腿逐渐出现牵拉感，至最大幅度，保持 5～10 秒。

每组 3 次，每天 2～3 组。

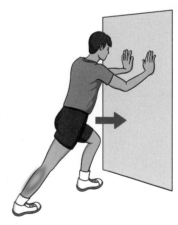

大腿内侧肌肉强化

Step 1：站立位，一侧手扶住物体。

Step 2：抬起同侧下肢做内收动作。

可配合呼吸进行锻炼，吸气时不动，呼气时做动作，内收到极限可停顿 2～3 秒，然后慢慢回到初始状态。

每组 3～5 次，每天 2～3 组。

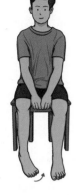

注意　支撑侧下肢及躯干要始终处在中立位置,在锻炼时不能出现明显的晃动,且注意力始终放在内收肌部位。若要增加难度可用弹力带做抗阻力运动,但始终不能出现身体的晃动。

外八字脚合并扁平足训练方法

Step 1：坐位,双手固定膝关节,以足跟为支点将脚尖向内旋转,但是脚掌不能离开地面。

Step 2：可配合呼吸进行锻炼,吸气时不动,呼气时旋转,旋转到极限坚持 5 秒,呼气时慢慢还原。若存在胫骨相对股骨向内旋转时可做相反方向旋转锻炼。

每组 10 次,每天 2～3 组。

2. 内八字脚的运动防治处方

大腿内侧肌群拉伸

Step 1：单膝跪姿,另一侧大腿向侧面打开,并向侧面滑行。

Step 2：屈髋向后坐,注意把重心放在髋关节上,内侧肌群有明显的拉伸感。自然呼吸。

每组 3 次,每天 2～3 组。

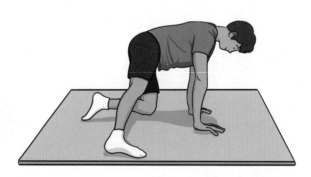

臀桥运动

Step 1：仰卧位,屈膝,双膝分开与髋同宽,双臂置于身体两侧。

Step 2：吸气不动,呼气时臀部向上发力抬起,同时双脚向前、向下蹬地并且腹部收紧,直到肩、髋、膝处在一条直线上,保持 5 秒(注意不能向上挺腹)。

Step 3：回到起始姿势。

上下为 1 次,每组 7～10 次,每天做 2～3 组。

青少年脊柱健康

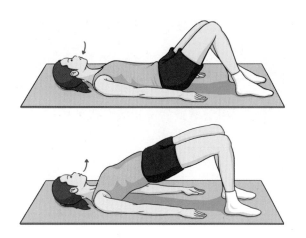

蚌式训练

Step 1：侧卧，屈髋屈膝，双侧下肢靠拢，将一个弹力大小合适的弹力带套在双膝部位。

Step 2：下肢下侧保持不动，骨盆及腰部也要保持不动，将下肢上侧充分打开（外展外旋），在最高点保持 5 秒。

每组 10 次，每天 2～3 组。

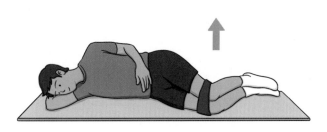

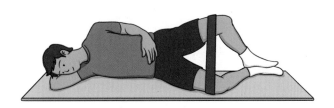

步态锻炼

先进行一腿支撑、一腿迈步的训练。迈步腿活动时，支撑腿的髋、膝、踝与足部的第二、三趾中间保持一条直线。随着迈步腿的活动，支撑腿的重心也要相应地向前转移，然后迈步腿再退回起始位置，支撑腿重心也要相应向后转移。做动作时，支撑腿仍然要保持好良好的关节序列。

两侧下肢交替锻炼，然后在保证上述运动质量的前提下可向前多迈几步。

每次锻炼 10 分钟，每天 2～3 组，且平时走路时也要注意提醒自己。

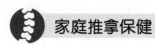

家庭推拿保健

　　根据双脚内、外八字情况，用手掌或肘部揉拨紧张的臀部肌群、大腿内侧肌群及小腿后侧肌群，直到踝关节及髋关节活动较前有明显的改善。

扁 平 足

 易被忽视的误区

误区 扁平足没有疼痛,因此不用干预。

纠错 身体时刻受到重力的影响,而且影响是从下向上的。如果人体是一幢大楼,那足部力学异常就如同大楼的地基不稳,地基不稳则大楼的上部自然会逐渐受到影响。因此,长期的扁平足会使足踝上部的膝关节、髋关节、骶髂关节、椎间关节、椎间盘等受到影响,诱发这些部位的相关肌肉疼痛及关节、骨骼的退变。因此,足底问题不能小觑,"早发现、早治疗"尤为重要。

 认识扁平足

扁平足又称平底足,是一种足弓消失的足部异常,可分为僵硬性扁平足和柔性扁平足。其中,僵硬性扁平足为结构性足部骨骼异常,在负重与非负重状态下足底均呈扁平异常。柔性扁平足表现为在负重状态下足弓扁平,而非负重状态下足弓正常。柔性扁平足的主要诱因多为下肢生物力学异常、长期负重工作、长期穿不合适的鞋子(高跟鞋)等。

扁平足患者足弓的缓冲功能减弱甚至消失,可导致患者运动能力下降且易疲劳,尤

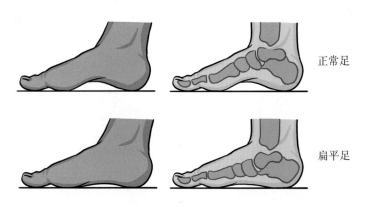

正常足

扁平足

其无法胜任远足运动,还会诱发跖筋膜炎、跟腱炎、跗骨窦综合征等并发症。长期的扁平足甚至引起异常步态,膝、髋、脊柱关节的退变。青少年扁平足多为柔性扁平足,可通过及时、正确的锻炼进行矫正治疗。

及时发现问题

扁平足通常没有明显症状,易导致患者忽视,贻误治疗,但会诱发和并发其他部位的症状。以下这些症状和提醒需要家人一起关注:

1. 多数扁平足没有症状,少数可出现踝关节、距下关节周围的疼痛与肿胀。
2. 运动能力下降且易疲劳,尤其无法胜任远足、长跑等运动。
3. 并发跖筋膜炎、跟腱炎、跗骨窦综合征等足部并发症。
4. 继发步态异常(外八字等),膝关节、髋关节、脊柱及椎间盘退变等。

就医信号

1. 青少年易出现足部酸痛,远足、跑步等运动后酸痛明显。
2. 青少年出现走路姿势异常,如外八字等。

家庭自测法

站立时足弓塌陷,坐位或卧位时足弓正常,尤其是足趾伸展时(脚趾向上翘起时)足弓更明显,多为柔性扁平足。

还可以根据如图方法,用足印判断扁平足的程度轻重。

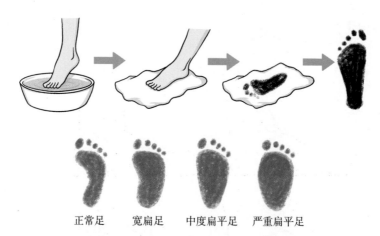

| 正常足 | 宽扁足 | 中度扁平足 | 严重扁平足 |

运动防治处方

首先,青少年应注意日常姿势,纠正不良习惯。常见不良姿势包括站立时单腿承重、"W形"坐姿、俯卧位睡姿等。

①足趾卷毛巾训练:即毛巾平铺于地面,用足趾将毛巾向中间聚集;②足趾捡笔训练:即用足趾捡起地板上的铅笔。

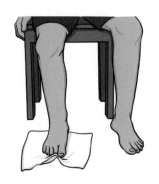 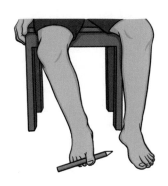

 ## 家庭推拿保健

柔性扁平足的治疗以运动疗法为主。为了给扁平足康复运动提供良好的本体感觉环境,在运动康复之前,可对足部和踝部的关节相对位置异常进行手法矫正与筋膜放松。注意手法矫正应由专科医生进行相关操作。

青少年双足放松,家长用双手拇指按揉患者足底,明显压痛点处,可用双拇指叠加按揉,每次按揉5~10分钟,每日1~2次。也可采用青少年坐位,足底踩网球滚动,致

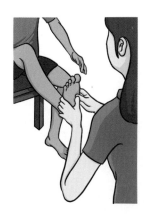 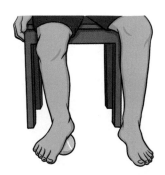

明显压痛点处,停留加大踩压力度,时间频率同上。

若运动治疗改善不明显时,可配合人体生物力学鞋垫,辅助恢复正常的下肢生物力学特性。

踝关节扭伤

 易被忽视的误区

误区 踝关节扭伤是小毛病不用看医生,等踝部不痛了就没事儿了。

纠错 调查研究显示,仅有 50% 的踝关节扭伤者进行了就医治疗。然而,踝关节扭伤可造成踝关节周围骨骼的相对位置变化,且拉伤的韧带也处在不利于恢复的异常位置,易出现下肢生物力学稳定性不足、韧带松弛、关节受力异常等问题,未经有效治疗与康复的话,极易导致踝关节习惯性扭伤。踝关节扭伤后,及时、有效的治疗可以纠正局部结构与力学异常,为后期的康复与锻炼奠定良好的基础。

此外,"踝部不痛了就没事儿了"这种说法也是错误的。踝关节扭伤损伤了周围的本体觉感受器,会使损伤者对自己足部的位置感觉变差,这样在以后的运动中极易再次出现损伤。因此,即使不痛了也要进行正确的康复治疗,恢复踝关节力学结构稳定性和本体感觉。

 认识踝关节扭伤

踝关节扭伤俗称"崴脚",是青少年常见的运动损伤之一。踝关节扭伤多发生在行走、跑步、跳跃或下楼梯时,是以脚部踝跖屈位(即脚背伸直)突然向内翻,外侧韧带受到强大的张力作用而产生的外踝损伤为主。踝关节扭伤后可出现足踝部明显肿胀疼痛、局部压痛、皮下淤血、伤足着地或行走障碍、足内翻时疼痛明显等症状,如果伴有韧带撕裂,则可出现足内、外翻畸形及血肿等。

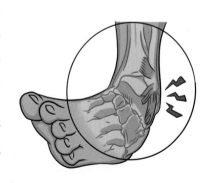

青少年应注意避开踝关节扭伤的日常风险因素,其可分为内在危险因素和外在诱发因素。常见的内在危险因素包括踝背屈活动度受限、姿势控制或平衡能力下降、下肢生物力学结构异常等;外在诱发因素主要为易诱发踝扭伤的运动,如篮球、排球、攀岩及

田径比赛等运动。此外,发生过踝扭伤的青少年,由于踝关节结构失稳和韧带松弛,易导致动态姿势控制异常,再次发生扭伤的概率会大大增加。

就医信号

踝关节扭伤时,足踝局部会出现肿胀、疼痛、皮下淤血等,足踝活动受限,扭伤足不能着地,行走受限。若不及时治疗,易出现下肢生物力学稳定性不足、韧带松弛、关节受力异常等并发症。因此,当踝关节扭伤后,建议及时就医,进行影像学等辅助检查以区分是否存在骨折及韧带损伤等情况。踝关节扭伤后应积极进行损伤关节的治疗与康复运动,恢复扭伤足踝的生物力学稳定。

运动防治处方

为防止踝关节扭伤,需要在日常活动、锻炼中注意这些要点:①运动时选用适合的护踝可以较好预防踝关节扭伤。②平时可进行神经肌肉方面的训练以提高本体感觉功能,如在踝部护具支撑情况下进行平衡与姿势控制的训练。先双脚并拢站立,再双脚一前一后一条直线站立,再晋级到单脚站立,每个锻炼可再分睁眼和闭眼两种形式逐级提高难度(此类训练最好在专业康复治疗师指导下进行)。③定期检查,做有效的运动评估,可及时纠正下肢/全身的异常运动形式,防止相关运动损伤。

以下锻炼方法适用于陈旧性踝关节扭伤患者,此类患者在踝关节扭伤后的日常生活中已无疼痛等不适感,但在长时间行走或参加体育活动后,会感觉踝关节疼痛,且易再发生踝关节扭伤。这是由踝关节扭伤造成的踝关节结构失稳导致,可尝试通过如下锻炼方式恢复踝关节结构与力学的稳定性。

毛巾拉伸练习

Step 1:坐位,将患侧下肢伸直,用毛巾在前脚掌环绕足底。
Step 2:双手握住毛巾两端持续拉毛巾,使踝关节背伸(勾脚动作),至小腿后部明

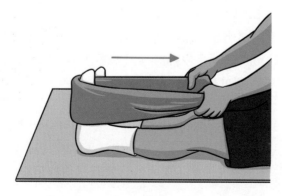

显拉伸感,注意膝关节保持伸直。坚持 15～30 秒。

每组 3 次,每天 2～3 组。

踝关节活动度练习

Step 1:仰卧或坐卧位,患侧下肢伸直,脚尖自然向上。

Step 2:依次进行如下动作:踝背伸(勾脚尖),脚尖向脸方向,然后踝关节跖屈(绷脚背)脚尖向远离身体方向,之后脚尖向内指向对侧足方向,脚尖再向外远离对侧脚方向,最后脚尖依次向"内—下—外—上"画圈运动。

每组 10 次,每天 2～3 组。

注意:通过脚踝进行各个方向运动,每个方法都要尽力伸展。

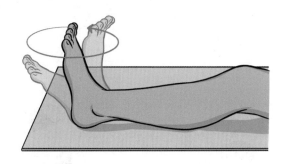

踝关节背伸练习

Step 1:坐位,患侧下肢伸直,弹力带一端环绕脚背,另一端固定。

Step 2:踝关节用力背伸(勾脚)将弹力带拉紧,然后缓慢放松,踝关节恢复原位。

每组 10 次,每天 2～3 组。

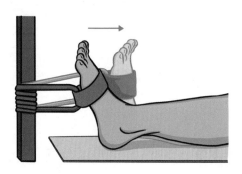

踝关节跖屈练习

Step 1:坐位,将患侧下肢伸直,用弹力带在前脚掌环绕足底。

Step 2:双手握住弹力带两端拉直,踝关节跖屈(绷脚背)将弹力带拉紧,然后缓慢放松,踝关节恢复原位。

每组 10 次,每天 2～3 组。

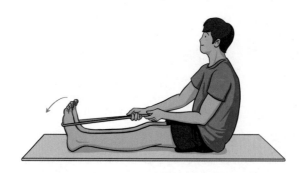

踝关节内翻练习

Step 1：坐位，患侧下肢伸直，健侧下肢叠放在患侧下肢上方；弹力带绕过患侧前脚掌，两端合并通过健侧足底。

Step 2：双手（或患侧手）抓紧弹力带，患侧前脚掌踩住弹力带，做足内翻动作，拉紧弹力带，然后缓慢放松。

每组 10 次，每天 2～3 组。

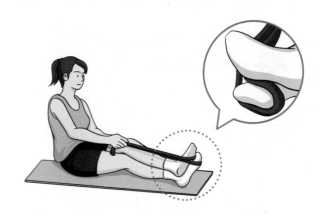

踝关节外翻练习

Step 1：坐位，双下肢伸直，弹力带绕过患侧前脚掌，两端合并通过健侧足底。

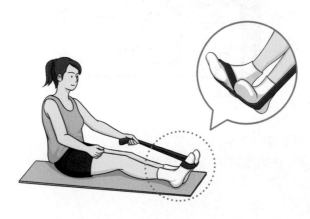

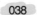
青少年脊柱健康

Step 2：双手（或健侧手）抓紧弹力带，患侧前脚掌踩住弹力带，做足外翻动作，拉紧弹力带，然后缓慢放松。

每组 10 次，每天 2～3 组。

急性踝关节扭伤的治疗

1. 踝关节扭伤后应停止运动、并采用冰敷，及时就医。

2. 踝部支撑：可用护踝、绷带固定踝关节，如有骨折发生也可采用石膏固定。

3. 疼痛治疗：可采用口服非甾体抗炎药、电刺激、针灸等改善疼痛。

4. 手法治疗：手法纠正踝部及足部的骨骼错位，并改善踝关节活动度，为后续康复治疗提供好的结构和本体感觉基础。

5. 功能锻炼：研究表明，尽早的功能锻炼对踝关节康复非常重要。早期可在踝部支撑情况下进行平衡与姿势控制的训练（此类训练应在专业康复治疗师指导下进行）。

6. 恢复工作：若损伤轻微，可在 2 周后恢复工作，此时应以坐位工作为主，不能在不平的路面上站立或行走且最大负重不能超过 10 千克；3～4 周后依据情况可逐渐恢复正常工作；若伴有韧带撕裂，往往需要的恢复时间更长。

高 低 肩

 认识高低肩

　　高低肩是青少年中普遍存在的躯体姿势异常,其以"一侧肩膀高、一侧肩膀低"为主要形态特征。高低肩常伴随着颈肩部双侧肌肉张力状态异常,易导致颈肩部软组织的无菌性炎症,出现颈肩部板滞、疼痛等症状;长期的高低肩异常可导致颈项部韧带钙化、椎体增生、颈椎曲度变直或反弓等脊柱退行性病变,出现颈痛、头痛、头晕、上肢麻木等症状。

　　青少年高低肩主要源于脊柱侧弯和不良姿势,而且两者互为因果。正常人体的肌肉与骨骼处于"筋骨平衡"状态。青少年长期的不良坐姿易导致颈肩部双侧肌肉骨骼失衡(高低肩),人体代偿功能会促使其肌肉与骨骼建立一个代偿状态,通过胸段脊柱侧弯来代偿颈肩部的倾斜。同理,高低肩也是青少年脊柱侧弯的主要躯体畸形之一。因此,不良姿势诱发高低肩的治疗关键是早期预防与姿势纠正。

 及时发现问题

　　目视前方,放松站立,双肩呈现一低一高,可伴有头颈部的倾斜。若裸露肩部,触诊

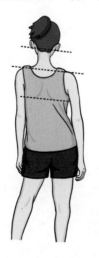
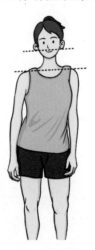

双侧颈肩部肌肉紧张程度,双侧肌肉张力差异明显;同时,可伴有双侧肩胛骨的不对称。

 运动防治处方

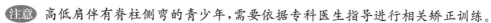

首先,青少年应注意日常姿势,注意保持正确的坐、立、走、卧姿势(详见本书"好习惯助你拥有健康脊柱"章节)。此外,青少年平时应尽量选择双肩书包,避免单肩背包引起的双侧肩部肌肉失衡,导致高低肩。

运动治疗方法可参考本书"脊柱健康保健操"部分的头颈部运动(第 87 页)。

注意 高低肩伴有脊柱侧弯的青少年,需要依据专科医生指导进行相关矫正训练。

不健康的脊柱危害多

骨盆异常与长短腿

 认识骨盆异常与长短腿

  青少年骨盆异常与长短腿常相伴出现。对于青少年及其家长而言,骨盆异常并不容易被发觉,但骨盆倾斜导致的长短腿却可以通过诸多日常细节被发现,例如:长短腿的青少年一侧鞋底和裤脚常发生磨损,经常扭伤一侧的脚踝,站立时习惯单腿承重等。

  骨盆倾斜是长短腿的主要诱因之一。骨盆周围(腰、臀部)的肌肉不对称会导致骨骼相对位移,造成骨盆倾斜。骨盆两边一高一低,自然代偿出现了双下肢不等长。长期的骨盆倾斜会引起骨盆前倾或后倾及旋转异常。骨盆前倾会使臀部过度后翘,身体重心前移至前脚掌,导致膝关节和大腿前侧过度承载,还可导致腰部肌肉疲劳、腹部肌肉松弛,形成赘肉,出现腰背疼痛、疲劳、肥胖等症状,这些都会对青少年造成困扰。同时,骨盆倾斜会引起脊柱侧弯,影响下肢血液循环及新陈代谢等。骨盆异常更是多种妇科疾病的诱因,严重的骨盆异常会影响女性分娩。

 及时发现问题

  青少年采取站立位,身体自然放松。家长触诊双侧髂后上棘是否处于同一水平线。

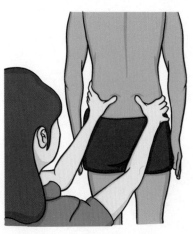

青少年采取仰卧位,双下肢屈髋屈膝,大腿贴于腹部,再伸直放松。家长检查青少年双足内踝是否在同一水平线。

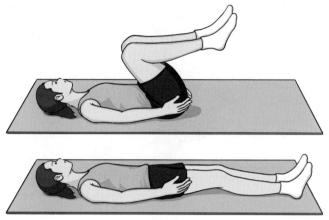

 运动防治处方

腰方肌拉伸

Step 1：青少年取坐位,右腿向右侧伸直,左腿屈膝。

Step 2：右手置于左膝处,左手举高并向上方伸直,带动上身向右腿侧屈曲,至左侧腰部有明显拉伸感,保持 15～20 秒。另一侧方法相同。

每组 3 次,每天 2～3 组。

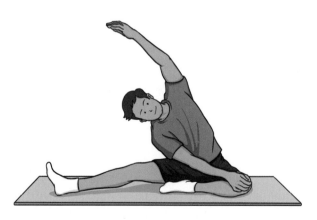

髂腰肌拉伸

Step 1：左侧腿单膝跪于软垫上,右腿向前迈出一大步保证膝部不超过脚尖。

Step 2：挺直腰背,伸直左腿,拉伸髂腰肌,保持 15～20 秒。

Step 3：然后交替双腿，拉伸对侧髂腰肌。

每组 3 次，每天 2～3 组。

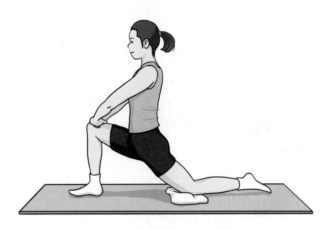

02 好习惯助你
拥有健康脊柱

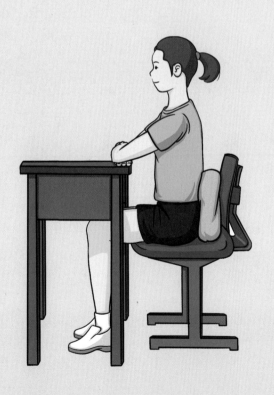

坐 有 坐 相

 不良坐姿认识误区

误区 1　靠在椅子上很放松,放松状态不会对健康产生不良影响。

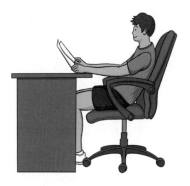

纠错　瘫坐于椅子或窝在沙发里貌似很舒服,其实脊柱承受着巨大的压力。此种坐姿会让整个脊柱呈凹向腹面的"C"形,脊柱的颈曲和腰曲会减小甚至消失。这种坐姿状态下,腰部通常为悬空状态,上半身的重量全部加载在腰椎局部椎体和关节上,腰椎承受着巨大的压力。同时,由于腰背部肌肉处于被拉长的松弛状态,失去了固定脊柱的作用。因此,这种坐姿极易引发腰背酸痛,逐渐导致腰肌劳损,甚至造成椎间盘突出等疾病。

误区 2　"低头驼背"的姿势说明读书学习比较投入,无需大惊小怪。

纠错　繁重的学习任务和工作压力让很多人尤其是青少年在读书写字或者使用电脑的时候经常出现"低头驼背"的姿势,这种姿势对脊柱伤害极大。"低头驼背"的坐姿会使颈椎和上胸椎的后纵韧带处于被拉长的状态,不仅会导致颈椎过度负荷,而且可造成局部肌肉充血、肿胀,进而导致脊柱生理曲度消失、椎间盘突出,甚至影响脑部供血,出现头晕、恶心等症状。同时,"低头驼背"的前倾坐姿也会增加腰椎受力。研究表

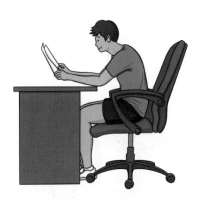

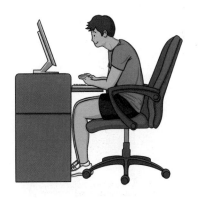

明,如果平躺时腰椎负荷为 1,前倾 70°的坐姿时,腰椎负荷为平躺时的 2.5 倍,可见其伤害之大。

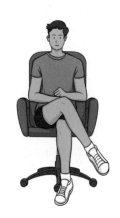

誤区 3 跷二郎腿坐着比较舒服,也比较酷。

纠错 青少年通常感觉跷二郎腿坐着比较舒服,也比较酷。却不知道跷二郎腿对脊柱的损伤是极大的,可导致明显的腰背疼痛、骨盆倾斜,甚至影响下肢血液循环。跷二郎腿看书学习时,青少年更容易弯腰驼背。长时间跷二郎腿对颈椎、胸椎、腰椎生理曲度的损伤极其明显,再加上此种姿势会使脊柱周围肌肉异常受力,极易引起腰背疼痛,甚至导致椎间盘突出。同时,跷二郎腿必定会导致骨盆发生倾斜,骨盆倾斜是导致青少年脊柱侧弯的主要原因之一。此外,常跷二郎腿的青少年常会感觉到腿部麻木酸痛,主要是由于长期跷二郎腿的坐姿影响了下肢血液循环,若长期得不到改善,会进一步引起下肢静脉曲张等。

正确坐姿

理想的正确坐姿是缓解青少年颈腰痛、纠正青少年异常姿势的关键。日常生活中,人们常要求青少年要"坐有坐相",那么到底什么是"坐相"呢?大家通常认为"坐相"应该是坐姿挺拔、腰背笔直。然而,真正的理想坐姿绝不仅仅是坐得直,其应在遵循人体生物力学特征的基础上,增加就坐的舒适感。此外,还要根据学习与工作环境的变化,选择相应的正确坐姿。

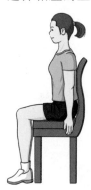

1. 基本坐姿

头、颈、背、腰放松坐直,背部、腰部紧靠椅背(椅背应符合人体脊柱生理曲线,尤其是腰凸曲线),双肩放松,下颌微收,整个臀部坐到椅子上,双脚平放于地面,大腿和小腿呈垂直状态。

2. 课堂坐姿

保持基本坐姿,手臂轻松自然地置于课桌上以辅助支撑上半身的

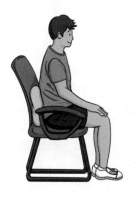

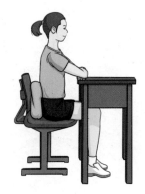

重量,手臂不能悬空,若书桌过低,可垫书本调节。此外,由于学校桌椅不可能适合每个学生,因此需要靠垫辅助撑起腰部曲度,靠垫的选择应以靠上去腰部放松舒适为宜。

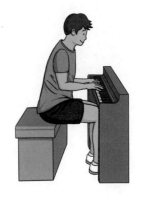

3. 弹钢琴坐姿

很多青少年都有学习弹钢琴的经历,同时也极易在长时间弹奏钢琴后腰背僵硬、疼痛。正确的弹奏姿势不仅可以减少腰背不适,更会提升弹奏效果。正确弹奏钢琴的姿势应为端坐于琴凳前半部(琴凳 1/3～1/2 处),上半身挺直略前倾,身体与钢琴键盘保持适当距离。这样既能保证手臂灵活运动,又可在演奏时上半身前倾、后仰、左右侧屈动作自由舒适。

健康·小·贴士

1. 每坐 30～40 分钟需要起身运动放松一下。即使不方便大幅度运动,也可以原地轮流抬高两侧臀部,活动数次。

2. 长时间使用电脑、观看电视后,头颈部会前倾,腰曲也会随之减小,造成颈、肩、腰部的酸痛或板滞不适。因此,每使用电脑或观看电视 30～40 分钟后,应起身活动,伸展双手、颈肩和腰背。即使不便起身,也应在原处活动双臂、耸耸肩、动动脖子,并做适当休息。

日 常 站 立

不良站姿认识误区

误区 1 "挺胸抬头"就是好站姿,女生穿裙子"交叉腿"比较优雅。

纠错 人们通常认为,"挺胸抬头"是比较适合的站姿,人的气质也比较好。然而,过度挺胸抬头,会导致腰椎处于过伸状态,进而诱发腰背疼痛。"交叉腿"站立会导致人体处于单腿承重站立姿势,长期交叉腿站立会导致骨盆倾斜,进而诱发脊柱侧弯、退变等。

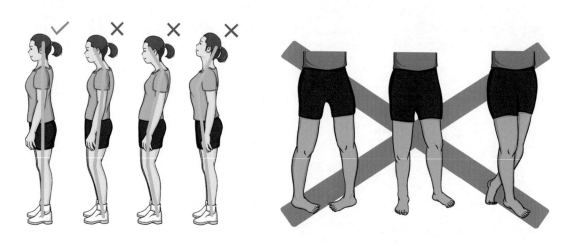

误区 2 日常洗漱、做家务时的站姿都很自然,不会对脊柱造成伤害。

纠错 洗漱时,人们常双腿并拢,弯腰向前;还有人会将水盆置于椅子上,弯腰洗头等,这些洗漱习惯会导致脊柱过度弯曲,进而导致腰背疼痛。日常做家务,比如扫地时,人们常过度前伸上肢,这样会不可避免地过度弯腰;更有甚者,采取跪姿擦洗地板,不仅伤害脊柱,同时对膝关节也有损伤。长时间深蹲洗衣服,同样会造成腰背部酸痛,对脊柱都有不良影响。

正确站姿

我们经常强调,青少年应站姿挺拔,要"站似一棵松"。然而,什么样的站姿才是符合人体生物力学的理想站姿呢? 首先,科学的站姿能够有效缓解脊柱关节的压力,这就要求青少年站立时,做到耳、肩、髋"三点一线",从侧面看过去,耳朵、肩膀、髋关节要处于一条垂直线上。

1. 基本站姿

站立时,目视前方,下巴微收,双肩保持水平、放松,挺胸,肩胛骨微微向背部中间靠拢,臀部和腰部有意识地收紧,两手自然置于大腿两侧,膝关节勿过伸,两脚距离与肩同宽,脚尖向前,重心落于两脚之间;从侧面看过去,耳、肩、髋要"三点一线"。

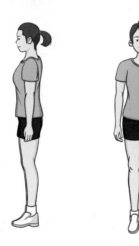

2. 洗漱站姿

正确的洗漱姿势有助于保护青少年脊柱健康。洗漱时,应双脚呈前后弓箭步,上背部尽量不弯曲,微微弯腰、屈膝;洗头时,最好能在淋浴下保持站立姿势,避免用弯腰、低头的姿势洗头发。

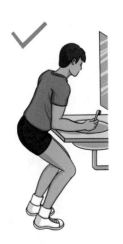
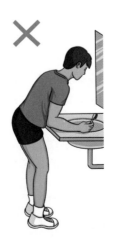

好习惯助你拥有健康脊柱

3. 家务站姿

扫地时，尽量保持腰背挺直且放松状态，两腿呈弓步，以重心脚的变化带动身体移动，最大限度减轻腰椎负荷；洗衣时，要根据洗衣机的高低，采用丁字步或单膝跪地整理衣物；搬移重物时，物品应尽量靠近身体（减少力臂），先下蹲试探物品重量后，拿稳重物，缓缓站起，移动时注意重心稳定；炒菜时，自然站立，腰背挺直，膝关节略屈曲，双脚与肩同宽，两手交替动作。

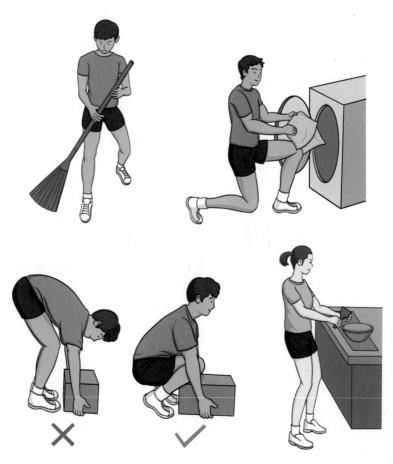

4. 乘坐公共交通时的站姿

乘坐公共交通时，应采用双手把持扶手，保持身体直立，双脚前后呈丁字步，重心置于两脚之间。如果长时间站立出现疲劳，可变换双脚前后位置或微点脚尖放松，身体随着交通工具可进行微微摆动与角度变换，也可做小范围颈部屈伸旋转缓解疲劳。

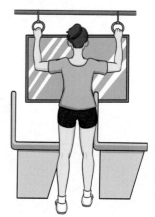

健康·小·贴士

晨起后,腰背肌肉通常处于板滞状态,起床后可先进行适度扭腰、转体活动等,激活处于板滞状态的肌肉,然后再进行后续的洗漱等活动。

好习惯助你拥有健康脊柱

健 康 行 走

 不良走路姿势认识误区

误区1 工作太辛苦,走路时放松一下,"含胸驼背"也无大碍。

纠错 现代都市生活节奏快、工作强度大,下班后实在太辛苦,很多人趁着走路放松一下,"含胸驼背"的走姿十分常见。然而,现代人多数上班久坐,长时间使用计算机,长久维持含胸驼背、头颈前倾的状态,脊柱生理曲度、相关肌群均处于异常状态,下班走路时继续保持含胸驼背的姿态,并不能起到放松作用,反会加重身体不适感。如果采用正确的行走姿势,在走路的同时纠正了肌肉、骨骼系统的错误状态,行走运动后,会感觉颈背放松许多。

误区2 穿高跟鞋走路可以提升女性气质,女孩子应尽早学会穿高跟鞋走路。

纠错 穿高跟鞋走路弊端多。首先,穿着高跟鞋走路可导致骨盆前倾,腰椎前凸曲度增加,可诱发腰背部疼痛;其次,高跟鞋前部狭窄,是导致拇趾外翻的主要诱因;此外,穿高跟鞋时,足部处于跖屈状态,加大了足踝扭伤的风险。

 正确行走姿势

"千里之行始于足下",走路是人类最常用的活动方式。步行也是世界卫生组织推荐最好的运动方式。然而,随着生活与学习方式的转变,当代青少年走路姿态多存在低头、斜肩、含胸、驼背、摇摆等异常。这些异常的行走姿势,可打破人体肌肉骨骼系统的平衡状态,进而引起肌肉发育失衡、脊柱侧弯、骨盆倾斜、椎间盘突出等疾病。

那么,什么是正确的行走姿势呢?最重要的是,走路时应保持肌肉骨骼动作的平衡协调。做到以下几个要领:①目视前方,视线保持在前方大约5米的位置;②肩部放松,不耸肩、不斜肩;③挺胸收腹,身体不前倾,不低头;④保持运动平衡协调,行走时手臂轻微弯曲,随步伐自然摆动;⑤行走与呼吸自然配合。

1. 基本行走姿势

目视前方，肩部放松向后微拉，挺胸收腹；从侧面看时，头、肩、髋处于同一垂直面；走路时腰部主动发力，大腿带动小腿，前腿膝盖伸直，脚尖、膝盖指向前方，脚跟先着地，然后逐渐将重心移至前脚掌，最后到脚尖，步幅约 50 厘米。两臂自然下垂微弯曲，双臂随步行自然摆动。

2. 散步姿势

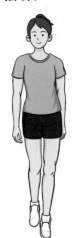

现代都市生活中，运动空间与时间有限，散步已成为现代都市人运动首选。一般散步可分为慢走与快走两类。慢走姿势重点在于放松，保持基本行走姿势的基础上，注意行走与呼吸的配合，放松身心；快走可以有效增加运动量，保持基本行走姿势的基础上，注意双臂自然摆动，腰胯协调，尽量减少足底承载的压力。

3. 倒走姿势

倒走可锻炼腰背肌肉和平衡能力。倒走时可采用下巴微收、上身保持正直的姿势，用眼睛余光尽量观察后方；先向后迈出右腿，尽量抬起，保持一定的高度，距离地面大概30 厘米，身体重心伴随向后移动；先保证脚掌落地，随后全脚踩实，重心移至右腿后再换左腿，两腿规律交替；双手可以叉腰，也可以带动双臂自由随步伐自然摆动。

4. 上下楼梯姿势

上下楼梯在保持行走基本姿势的同时，还要注意腰、腿、手臂的协调运动。上楼迈步要充分利用腰胯带动大腿运动，减少脚踝主动发力，双臂可以自然摆动，也可以单手扶楼梯扶手，保持运动稳定性；下楼时，注意迈步运动与重心转移的配合，上半身保持挺直，前脚迈出，脚背勿过度伸直，重心伴随迈出脚而转移变化，可单手扶楼梯扶手保持身体稳定。

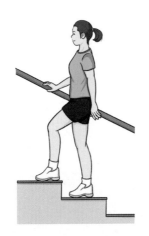

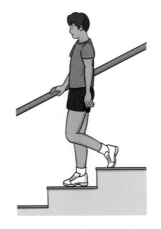

1. 青少年走路应选择适合的鞋子,鞋子应鞋内宽松适度、鞋底软硬适宜,鞋底中间配有足弓支撑部分为宜,避免穿高跟鞋、人字拖、硬底鞋等。同时,注意时常更换鞋子,防止鞋子磨损变形。

2. 城市道路存在一定倾斜角度(利于排水)。因此,散步、跑步运动应采用同路往返方式,避免因道路倾斜角导致双足受力不均、骨盆倾斜等。

3. 散步时,尽量感受足底压力的转变与脚趾抓地感,增加走路的稳定性,锻炼脚底肌肉与筋膜。

4. 倒走时,尽量选择平坦路面,慢速练习,避免造成意外伤害,正走与倒走交替练习,每日练习 10～20 分钟为宜。

5. 上下楼时,避免过度弯腰、低头姿势。走完高层楼梯或爬山后,可做适度小腿肌肉拉伸动作。

青少年脊柱健康

睡 有 讲 究

误区 1 中午趴在课桌上小憩一下，下午上课更精神。

纠错 适当午睡有利于缓解疲劳、恢复精神，但在学校课桌上趴着午睡，真的是害处多多。首先，在课桌上趴着午睡会压迫手臂和脸部，影响局部血液循环和神经传导，可导致手臂和脸部的麻木、酸痛等。其次，在课桌上趴着午睡也会导致眼球受到压迫，很多同学在趴着午睡后都出现过视力短暂模糊的现象，长久以往，可损坏青少年视力。此外，在课桌上趴着午睡也可导致颈椎、腰椎疼痛不适。同样，办公族在沙发上午睡也是引起腰背疼痛的常见诱因。

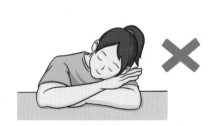

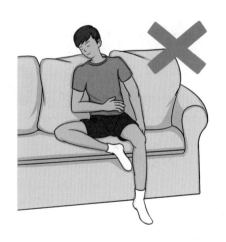

误区 2 侧卧位蜷缩睡、俯卧位趴着睡，都是模仿婴儿睡姿，很健康。

纠错 侧卧位蜷缩上身睡觉，会导致腰背部肌肉过度绷紧，损伤腰背部肌肉。如果是左侧卧位蜷缩睡姿，不仅会损伤腰背部，还会加重心脏负担，不利于青少年生长发育。俯卧位趴着睡的姿势，不利于睡眠时正常呼吸。同时，趴着睡一般伴随头颈部扭曲，颈部长时间扭转，容易造成颈椎损伤，腰椎正常生理曲度亦会消失，诱发颈部、腰部疼痛。

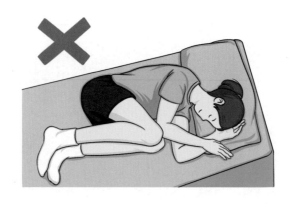

 正确睡姿

人的一生中，有近1/3时间都在睡眠中度过，睡眠也是缓解疲劳最有效的方式之一。然而，越来越多的人抱怨晨起时不仅疲劳没有缓解，反而全身酸痛乏力，甚至浑身疼痛，难以起床。导致晨起疲劳不适的主要诱因是不当睡姿加重了脊柱及其相关肌肉的负担。睡眠中人体肌肉骨骼系统若没有得到充分放松休息，一觉起来反而更加疲惫。因此，正确睡姿对缓解身心疲劳至关重要。这对于青少年来说尤为重要，充足而有效的睡眠是保证学习效率的关键，正确睡姿也是身体健康发育的前提。

1. 仰卧位睡姿

仰卧，头颈置于枕头上，枕头高低以能够保持下巴和前额在同一水平面为宜。上肢放松，置于身体两侧，双膝下垫以靠垫，靠垫厚度以双膝关节略屈、腰部放松为宜。

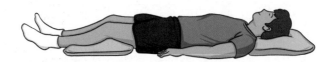

2. 右侧卧位睡姿

右侧卧位睡姿是比较理想的睡姿。采用右侧卧位睡姿时，头部右侧置于枕头上（枕头高度以头右侧至右肩峰厚度为宜），身体转向右侧，上半身保持平直或略屈曲，双上肢自然放松，髋、膝关节略屈曲，可将小靠垫夹于双膝之间，以保持腰背、双下肢放松。

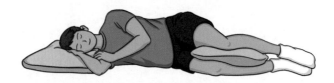

3. 起床姿势

（1）侧卧位起床：起床前，以仰卧位的姿势适当活动身体四肢后，由仰卧位转变为侧卧位，用手扶床面支撑身体，上半身缓缓起身，同时脚蹬紧床面，避免腰背部直接发力,以免损伤脊柱。用以上姿势起床后,双腿移至床下,坐起。

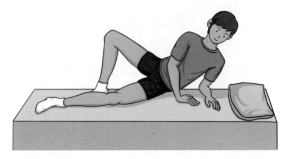

（2）俯卧位起床：起床前,以仰卧位的姿势适当活动身体四肢后,由仰卧位转变为俯卧位,双手平稳支撑上半身,弯曲膝关节跪于床面,臀部向后坐,然后双手发力支撑起上半身,避免腰背部直接发力以免损伤脊柱,缓慢坐起于床上。

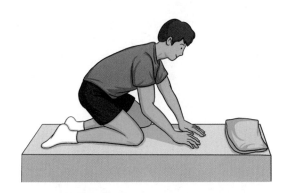

健康小·贴士

有以下疾病者,睡觉姿势需要有所注意。

1. 胃食管反流患者：建议采用左侧卧位睡姿,有助于减少胃食管返流导致的反酸、烧心等症状。

2. 鼻中隔偏曲或鼻息肉患者：建议采取鼻中隔偏曲的反方向或未长鼻息肉一侧的侧卧位睡姿,可保持口鼻气流通畅,避免晨起头晕、咽干等不适。

3. 冠心病患者：建议采取右侧卧位睡姿,减少下腔静脉回流血量,利于心脏休息。

4. 脑血栓患者：建议采取侧卧位,枕头不宜过高或过低,以保证颈动脉不受压迫,确保脑部供血充足。

5. 中耳炎患者：建议采取患侧侧卧位睡姿,以促使脓液排出。

6. 静脉曲张患者：建议采取仰卧位睡姿,并垫高下肢,以超过心脏高度为宜,有助于血液回流心脏,避免下肢静脉充血。

学 习 有 道

 不良学习姿势认识误区

误区 1 每天学习太累了,趴着、瘫坐着看书能放松。

纠错 趴着看书、瘫坐着看书虽然感觉一时舒服,但这两种看书姿势均对脊柱伤害巨大。趴着看书时腰背部得不到支撑,颈肩部肌肉处于高张状态;瘫坐着看书,整个脊柱处于"C"形姿势,严重损害脊柱的正常生理弯曲,这些异常看书姿势极易导致颈腰疼痛、椎间盘突出等问题。

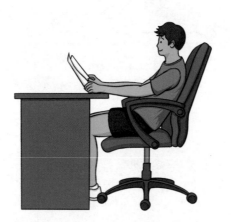

误区 2 很多人都有睡前躺着看书的习惯,这没什么问题。

纠错 青少年喜欢仰卧位看书,因为这样更舒适。然而,由于仰卧位无法长时间双手捧书,身体会不自然地倒向一侧,这时颈椎处于侧屈姿势,会造成颈背部疲劳损伤,同时会造成近视、斜视等疾患。

误区 3 上学路上乘车时间比较长,在车上看书节省时间,提高学习效率。

纠错 不少青少年喜欢在乘车期间看书。但车辆颠簸,行驶中人不能保证身体直立,长时间低头还容易造成颈椎生理曲度变化、头晕等问题。更有甚者,可能会因为意外事件造成颈椎的急性损伤。

误区 4 作业很多,趴在桌子上写作业可以省力些。

纠错 许多青少年有趴在桌子上或用含胸驼背的姿势写作业的习惯。侧头趴在课桌上写字,会造成颈部和腰部肌肉疲劳、视力下降、脊柱侧弯、骨盆倾斜等一系列问题。"含胸驼背"的书写姿势会使后纵韧带处于被拉长的紧绷状态,异常生理曲度导致脊柱局部极限受力,造成充血水肿、椎间盘突出等问题。因此,一定要避免这些不良的书写姿势。

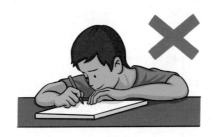

误区 5 写字时双腿交叉,既舒服又帅气。

纠错 许多青少年写字时,习惯双脚交叉倒放于地面。此姿势可导致双腿内外肌肉力量与张力失衡,造成异常走路姿势,从而引发脊柱疾患。而且,交叉腿写字常伴随着身体晃动,不仅影响姿势稳定,更严重的是会不自主地弯腰,造成脊柱平衡异常。

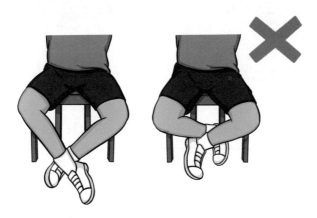

误区 6 "单手托腮"时说明进入了学习状态。

纠错 在课桌前"单手托腮"思考或看书也是青少年常见的学习姿势。"单手托腮"的姿势常伴随上半身凸向对侧,同时可能发生身体扭转。因此,"单手托腮"思考、学习时极易导致脊柱侧弯和颈椎关节微小错位。同时,由于姿势异常导致的肌肉失衡,青少年还会出现头痛、颈痛、腰痛等症状。

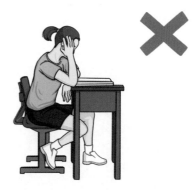

青少年绝大部分时间是在学习中度过,所以养成良好的读书、写字习惯,对青少年肌肉骨骼系统健康发育具有重要意义。然而,现实却是随着学业内容的丰富,大部分青少年在学习过程中形成了圆肩驼背、头颈前倾、弯腰、跷二郎腿等异常姿势。这些异常的学习姿势使青少年脊柱长期处于疲劳状态,进而诱发颈椎病、腰痛、脊柱侧弯等疾病。因此,掌握正确的学习姿势对青少年的健康发育至关重要。

1. 课堂学习坐姿

保持基本坐姿,手臂轻松自然地置于课桌上以辅助支撑上半身重量,手臂不能悬空,若书桌过低,可垫书本调节。此外,由于学校桌椅不可能适合每个学生,因此需要靠垫辅助撑起腰部曲度,靠垫的选择应以靠上去腰部放松舒适为宜。

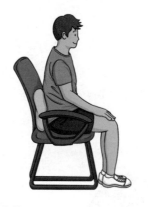
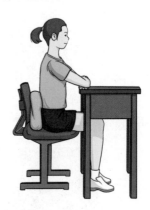

2. 读书姿势

(1)坐姿读书:在保持课堂基本坐姿的基础上,双手持书,手掌中线与前臂呈一条直线,书本立起,与桌面呈约 45°角,保持双眼与书本 30～40 厘米的距离,腰背挺直,双肩放松。

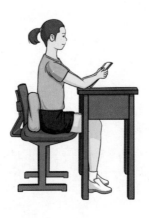

（2）站姿读书：保持基本站姿，目视前方，下巴微收，肩部放松，挺胸，肩胛骨微微向中间靠拢，臀部和腰有意识地收紧，两脚与肩同宽，重心始终保持在两脚之间，双手持书至与肩同高，手腕勿过度弯曲。

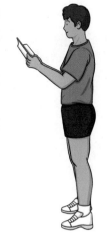

（3）卧位读书：若采用卧位读书，应采取半卧位，臀部与腰背部应呈直角，上半身尽量挺直并依靠于床头靠背（或靠垫），双肩自然放松，双手捧书至头面部高度，双臂下方垫靠垫支撑，保持视线水平，双下肢在床面上水平伸直。床面应软硬适度。

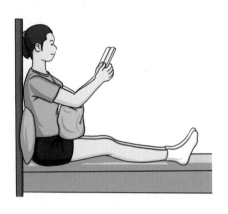

3. 书写姿势

（1）坐姿书写：保持基本坐姿，头部端正，可略前倾，眼睛与桌面保持 30 厘米左右距离，视线与笔尖成大约 45°角；肩部放松，勿耸肩，勿含胸驼背，身体与桌边保持一拳距离；双足自然置于桌下，全脚掌着地，不交叉、不跷脚。书写时应正确握笔：指实掌虚，大拇指、食指、中指握在距笔尖 2~3 厘米处。

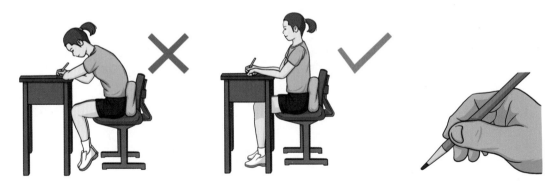

（2）站姿书写：身体微前倾，勿过度低头或向前探身。右手写字者可以左手扶桌边稳定重心，站直身体，避免大幅度弯腰。写字时注意手腕和臂膀要同时发力。

好习惯助你拥有健康脊柱

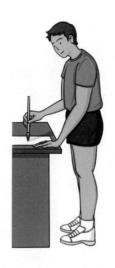

健康·小·贴士

1. 保持一种读书、写字姿势不应超过 30 分钟,要适当通过伸展四肢、耸耸肩、转转头等动作缓解肌肉与骨骼的疲劳。

2. 在校学习阶段,应 2～3 周调换一下座位,防止长期保持同一方向的学习姿势,影响青少年视力与脊柱健康发育。

3. 卧位读书对脊柱健康弊大于利,若非必要,应尽量避免。

"屏幕娱乐"

 不良"屏幕娱乐"姿势认识误区

误区 1 躺在床上用手机看电影太舒服了。

纠错 很多青少年放学后,喜欢躺在床上用手机看视频、看电影,貌似十分轻松、惬意。然而,这种姿势对脊柱的伤害也是很大的。从侧面看过去,人体正常颈椎应呈现为前凸的"C"形。但长期躺在床上用手机看视频等,极易导致颈椎曲线变直甚至反弓,临床上叫颈椎退行性变。颈椎曲度的异常改变易导致颈椎椎体、关节、椎间盘及相应肌肉组织退变,最终导致颈痛、头疼、头晕、手臂麻木等颈椎病症状。长时间保持这样的姿势,脊柱得不到有效支撑,颈部因长时间的侧屈,造成颈部周围肌肉紧张,逐渐可引起小关节错位,这也是落枕、腰痛的常见诱因。

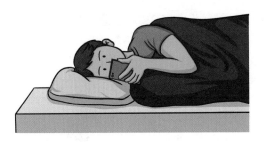

误区 2 上学路上时间较长,可以利用这个时间看看手机放松一下。

纠错 青少年在上下学往返路上乘车时,经常会拿出手机娱乐、放松一下。然而,由于乘车时会发生颠簸、加速起步、减速停车等,使人体处于一种极不稳定的状态,在这种状态下使用手机,极易导致椎体失稳。若遇到交通事故紧急刹车,更会导致颈椎发生挥鞭伤,造成严重伤害。

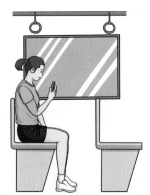

误区 3 斜坐在沙发上玩手机很舒服。

纠错 青少年在家中常见的姿势便是长时间瘫坐在椅子上,身体向一侧倾斜,同时低头看手机或视频。这种姿势可能一时比较舒服,但如果长期保持此种姿势,背部和腰部无法获得靠背的支撑,非常容易引起腰肌劳损甚至椎间盘突出。

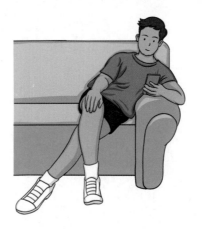

 ## 正确"屏幕娱乐"姿势

互联网方便了大众,也改变了人们的生活方式,现如今衣食住行都可以通过电脑、手机等各类网络终端完成。网络自然也成为青少年最有效的学习、娱乐媒介。然而,长期使用电子产品也给青少年带来了新的健康困惑。长期低头使用手机、电脑严重影响青少年肌肉骨骼系统健康发育。因此,掌握正确的"屏幕娱乐"姿势是非常必要的。

1. 使用电脑坐姿

保持基本坐姿,可选择具有头部依靠的座椅,身体后倾,头部靠在上面;肘部维持90°～100°的角度,手腕不要悬空(可使用腕托等物品);眼睛距离电脑屏幕50～70厘米,俯视电脑屏幕,视线与屏幕中心俯视角度15°～20°。

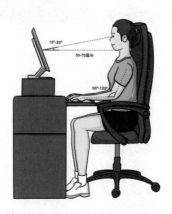

2. 使用手机、平板电脑姿势

(1)坐姿娱乐:保持基本坐姿,头部端正,双手持手机、平板电脑至视线俯视15°～20°的高度,屏幕与眼睛距离大于30厘米。可放置抱枕于大腿上面支撑手臂。

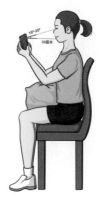

（2）站姿娱乐：保持基本站姿"三点一线"的原则。站立时，手机置于稍低于面部的平面，保持双眼视线与手机呈 30°或水平，下巴微收，肩部放松，肩胛骨微微向中间靠拢，自由呼吸；胸和腰用力均匀，胸腔向外打开，腰背挺直，臀部和腰有意识地收紧；两脚与肩宽度相等。重心落在两脚之间。

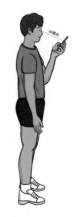

3. 看电视的坐姿

保持基本坐姿，可用靠垫支撑腰部，保持腰椎正常生理曲度，或选用高靠背椅子辅助维持长时间的基本坐姿。双眼平视或略俯视电视，维持颈椎正常生理曲度。

健康小·贴士

1. 青少年应严格控制电子产品使用时间，建议连续看手机不超过 30 分钟，并进行有效的中途休息，如做眺望远方、耸肩、转头、伸懒腰等简易动作，缓解疲劳。

2. 充分利用学习桌椅、手机架等辅助产品，使脊柱处于最省力的状态。学习桌椅应选用靠背贴合脊柱生理曲度、高度和材质软硬适度、桌面可以调节倾斜角度的。避免长时间低头，保持最佳坐姿。

3. 尽量双手操作手机、电脑，避免因一只手操作过久导致疲劳，从而引起肌肉失衡，影响青少年肌肉骨骼系统发育。

4. 操作电脑时，若同时参考文字稿件，可将文字稿件置于电脑左侧，并使用架子使文字稿件与电脑屏幕保持同一高度，以减少低头看文字稿件的屈颈动作。

好习惯助你拥有健康脊柱

03 生活选品不马虎

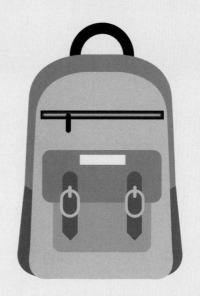

书　　包

易被忽视的误区

（误区 1）书包漂亮就行了，其他无所谓，我的青春我做主！

（纠错）书包是学龄青少年日常必备工具，也是影响学生生理健康主要因素之一。流行病学调查显示，青少年书包超重和使用错误现象极其严重，我国中小学生书包超重率高达 76%～90%。沉重的书包和错误的背包方式不仅导致学生腰背疼痛、脊柱发育畸形，书包过重还可对肩部血管和神经造成异常压迫，影响血液循环，诱发肢体麻木等。此外，过重的书包造成的外部压力会诱发青少年呼吸肌疲劳，导致其肺活量和呼吸功能异常。因此，书包绝不是随便背背、漂亮就行。学龄青少年应选择适合的书包，并合理控制书包重量，掌握正确背包方式。

（误区 2）现在有"拉杆书包"，不用背，也不怕重，多么省心。

（纠错）随着学生课业逐渐丰富，书包重量也是直线上升。因此，省力的拉杆书包受到了一些学生与家长的青睐。然而，拉杆书包也不是完美的解决方案，同样存在许多问题。首先，长期单手拉书包容易导致"高低肩"畸形；其次，拉杆书包背起时，位于书包背部的拉杆过硬，极易导致背部肌肉疲劳，损伤脊柱，特别是上下楼梯时，无法避免地需要背起书包。

不合适的书包危害大

书包是青少年日常必备用品。然而，书包对青少年生长发育的影响却未受到应有的重视。错误地选择与使用书包可导致青少年肌肉骨骼系统发育异常，出现颈肩部肌肉失衡、颈肩疼痛、腰背痛、头颈前倾、高低肩、驼背等躯体畸形。长期肌肉骨骼异常发育，最终可诱发青少年脊柱侧弯、颈椎或腰椎退行性改变等疾病。因此，挑选合适的书包、正确使用书包应成为青少年及其家长日常关注的问题之一。

当青少年出现如下问题时，说明青少年使用的书包可能存在问题，应及时更换书包，并就医解决已经出现的问题。

1. 出现不佳体态或畸形：探头、驼背、高低肩、走路左右摇摆等。
2. 颈部、肩部、腰背部疼痛不适。
3. 头晕、头痛、疲劳易困。
4. 手臂、腿部的麻木、无力等。

以上这些问题均可能因为选择了不适合的书包或书包使用错误，导致青少年颈、肩、腰背部肌肉和骨骼异常，进而影响到局部血液循环和神经系统，诱发青少年出现颈、肩、背部不适感与躯体畸形。

如何选择合适的书包

双肩书包优于单肩书包和拉杆书包。

单肩书包常会导致青少年一侧肩膀承受较大压力，诱发颈肩部肌肉失衡，导致颈肩部疼痛不适。为防止书包滑落，背包一侧的肩部会习惯性地耸肩，造成"高低肩"畸形，进而诱发青少年脊柱侧弯。

拉杆书包常导致青少年忽略对书包重量的限制，使青少年携带更加沉重的书包。然而，当青少年在上学、放学路上通过台阶或楼梯等过程中，无法避免地需要提起极其沉重的书包，瞬间超大外载力可导致青少年肌肉骨骼急性损伤。因此，青少年选择书包时，应以双肩书包为主。

双肩书包的选择，可参考如下标准：

（1）**书包肩带**：应选择宽肩带的书包，可减轻书包肩带对肩膀的压力。肩带不宜过长，肩带长度以书包可以紧贴背部为宜。肩带过长可导致书包下滑（重心后移），且与背部间形成空隙，导致肩膀承受更大压力。同时，为平衡后移的重心，青少年会形成"探头驼背"的姿势。另外，肩带可辅以软垫以增加肩部的舒适感；书包装饰辅以反光条增加夜间出行安全。

（2）**书包胸带和腰带**：首先，胸带和腰带可以使书包更好地贴合青少年背部，防止走路、跑动时书包来回摆动，书包的摆动会导致青少年身体重心频繁变化，影响运动平衡，易诱发跌倒、踝扭伤等。其次，胸带和腰带有助于把书包的重量更合理地分配到腰背部，减少肩部压力。

（3）**书包背板**：书包背部应该带有一层软垫。首先，软垫可以防止包内硬质物品对背部肌肉的冲击，避免背部肌肉疲劳受损，配备软质背板的"无压护脊书包"也可对脊柱形成很好的保护，以免背部肌肉长期疲劳、失衡导致青少年脊柱侧弯。其次，背板可配有适当且均匀分布的透气沟壑，增加书包背部的透气性，防止夏季背包时背部的闷热感。

（4）**书包内空间格局**：现代中小学生书本、文具较多，书包的容量和格局非常重要，应选择"多隔层且对称分布"的书包。这类书包的优点是：多隔层有利于青少年按需分装书本与文具，便于取用，防止丢落，同时提高孩子动手整理能力；此外，"对称分布格局"有利于将书包内物品的重量对称均分,使两侧肩带均匀受力,避免双肩受力不均导致青少年出现"高低肩"畸形。

(5) **书包材质**:书包材质直接影响书包的重量。由于现代中小学生书本较多,书包较重,而较重的书包是导致"探头驼背""高低肩"等畸形的主要原因。研究显示,书包重量不应超过孩子体重的 $10\%\sim15\%$。轻质材料的书包可有效减轻书包自重。此外,在选购书包时,家长也应注意书包材料软硬、是否防雨等需求。

生活选品不马虎

桌　椅

青少年脊柱健康

易被忽视的误区

误区 1 "万向轮"椅子移动起来比较便利,比较适合青少年使用。

纠错 "万向轮"椅子是分散青少年学习注意力的主要来源之一。学习时使用的椅子不宜选择可以转动的(尤其是小学生),因为旋转椅子极易分散青少年注意力,也不利于青少年保持正确的伏案学习姿势。同时,长时间旋转容易使青少年坐姿不稳定,不利于脊柱发育的稳定性,极易引起脊柱关节和肌肉损伤。

误区 2 学习椅的扶手可以放手臂,比较舒服。

纠错 椅子扶手虽然可以用于休息放松手臂,但是我们坐在椅子上时,基本是学习或工作状态,此时椅子扶手并无太大作用。而且,扶手易导致椅子不易塞进桌子下面,进而导致写字、阅读时必须前倾身体,久而久之,易导致"探头驼背"的姿势。

误区 3 软软的椅子坐起来才舒服。

纠错 学习、工作用的椅坐不应太软,如果椅坐太软,坐上去后臀部会陷入较深,为了保持伏案工作、学习,人体就不得不尽量坐到椅坐前部,会导致腰背部无法与椅背贴合,逐渐形成"探头驼背"的姿势。

误区 4 青少年多数时间在学校学习,学校的桌椅没办法改善。

纠错 学校的桌椅不可能适合每个学生,因此,身材较小的学生可以坐在椅子前半部,并使用靠垫填充背部和椅背之间的空隙,用以支撑腰部。同时,采用脚垫垫于脚下,使双脚平放,并保持大腿与小腿呈90°。也可以在学校的桌子上垫书本调节高度,以保障双手置于课桌上听课时手臂不悬空。

误区 5 女孩子的书桌就要装饰得漂亮一些才好。

纠错 小学生(尤其是1～3年级)的书桌不宜摆放过多物品,例如彩色笔筒、相框、绘本等,因为这些东西都会明显分散小朋友的注意力。1年级的小学生要培养好学习习惯,养成良好的专注力是非常重要的,可为以后自我学习奠定较好的基础。

不合适的桌椅危害大

随着现代青少年学业内容的丰富、娱乐方式的转变,青少年伏案学习、娱乐的时间不断增加。研究显示,学龄青少年日常近 2/3 的时间处于伏案状态。然而,绝大多数青少年使用的桌椅并不适合其身体发育的进度。长期使用不合适的桌椅伏案学习,可诱发青少年颈、肩、腰背部肌肉和骨骼异常,进而影响局部血液循环和神经系统,诱发青少年颈、肩、背部出现不适感与异常坐姿。

当青少年出现以下问题时,说明桌椅存在问题,应及时更换或调整桌椅,并就医解决已经出现的问题。

1. 不良坐姿,如探头、驼背、跷二郎腿等。

2. 颈部、肩部、腰背部出现疼痛不适。

3. 头痛、头晕、近视症状,严重者可出现手臂麻木等。

 ## 如何选择合适的桌椅

1. 理想的椅子

理想的椅子应具有适合人体脊柱生理曲线弧度的椅背,使腰背部可较好地与椅背贴合,有效支撑腰背的生理曲线。椅背的高度可保持在肩部以下,可以使背部略后倾(椅背与椅坐夹角呈 90°～110°)。椅坐应软硬适度,坐上去臀部感觉舒适即可,一般试坐 5～10 分钟,无臀部不适即表示合适。椅坐的高度应以青少年坐下去后,双脚可以平放于地面,且大腿与小腿呈 90°为宜。

2. 理想的桌子

理想桌子的高度应以保持理想坐姿的同时,手臂可以轻松自然地置于课桌上以辅助支持上半身的重量为宜。由于青少年身高变化较快,桌子高度可调节是必要的。同时,桌面应具有可调节倾斜角度的功能,可根据青少年使用情况选择桌面倾斜角度(最少应具有平面和略倾斜两个可选择角度)。桌面上可配有辅助读书架,读书架高度应能够保障青少年视线与书本之间角度适宜。书桌材料应具有环保、耐磨损、易清理的特点。现代青少年(尤其小学生)兴趣学习比较丰富(如绘画、毛笔书法、手工等),因此,桌面的易清理和耐磨损特点非常重要。

鞋　子

 易被忽视的误区

误区 "一脚蹬"鞋子不用系鞋带，也很轻便，孩子最喜欢啦！

纠错 很多"一脚蹬"鞋子设计得很好看，穿起来也方便。因此，这种鞋子受到一些学生与家长的青睐。然而，"一脚蹬"鞋子对足部的支撑往往是不够的，由于缺少鞋带，或者鞋面材质过于松软有弹性，很难稳定足部，而且不能提供宽度和松紧度调节。此外，拖鞋、洞洞鞋、高跟鞋等也不适合青少年，应尽量少穿或不穿。

不合适的鞋子危害大

青少年尤其是学龄儿童，正处于足部发育关键期，如果鞋子选择不当，不仅影响孩子穿着舒适感，甚至可能影响脚型和腿型发育，导致异常体态与姿势。由于孩子长得太快，很多家长经常会为孩子选择大一码的鞋子，或者没能及时更换鞋子，让孩子还穿着小一码的鞋子，这些做法都是不正确的，可能会严重影响孩子的足部发育与步态，易导致青少年产生不同程度的扁平足、拇外翻等现象，甚至引发足部疼痛、膝关节损伤、腰痛，加重 X 型腿、O 型腿等问题。因此，应根据青少年的足部特征选择购买合适的鞋子，预防与治疗足部疾病。

当青少年出现如下问题时，说明鞋子可能存在不适，应及时更换合适的鞋子，并就医解决已经出现的问题。

1. 足部异常，出现扁平足、八字脚、拇外翻、脚趾变形等。

2. 足底疼痛、膝关节疼痛、腰痛等。

3. 真菌感染，如足癣（脚气）等。

以上问题都可能是因为选择了不适合的鞋子而导致。青少年正处于生长发育关键时期，不合适的鞋子容易导致足部和下肢骨骼的发育异常，进而影响下肢均衡受力，诱发青少年出现步态异常、足部畸形，产生踝、膝、髋及腰部疼痛不适。

如何选择合适的鞋子

　　青少年的鞋子，大小合适最重要。很多家长可能考虑到孩子正处于发育阶段，脚长得快，特别是女孩子走路不费鞋，大点的鞋子可以穿久些，习惯给孩子选购大一码的鞋。然而，长期穿着过于宽松的鞋子，走路时两脚缺乏固定，很容易影响青少年行走姿势和足部发育。同时，如果不及时更换小的鞋子，就会影响孩子足部肌肉与骨骼发育。因此，为青少年选购鞋子时，应以大小合适、穿着舒适为主。选择鞋子可参考如下标准：

　　（1）**鞋子材质**：选择面料舒适透气的鞋子。青少年日常活动量较大，足部易出汗，舒适透气的鞋子有利于鞋内湿气快速扩散，防止脚气等。鞋子脚背区的材质应具有柔软、有弹性、易弯曲的特性，而脚跟后踝处则需要有一定硬度，为足部提供必要的支撑。有调查表明，长期穿着雪地靴易出现脚趾畸形、脚痛等症状，因其整体材质较软，空间固定不佳，穿上后脚在鞋子里面易出现滑动不稳，使足弓承受较大冲击，对足部及下肢等部位造成伤害。

　　（2）**鞋底**：鞋底作为鞋子与脚最重要的接触部分，承受了整个身体的压力，也是选鞋关注的重中之重。青少年的鞋底既要坚固抗压，又需具有一定弹性。因为随着青少年成长，足弓承受的压力不断增大，如果鞋底过于柔软，脚底得不到有效支撑，足部肌群的发育跟不上，就会使体重和肌肉力量间失去平衡，易导致足弓塌陷形成扁平足。因此，青少年的鞋底应有一定厚度，鞋跟有一定硬度，足弓处有一定凸起，这样有利于帮助足弓起到承托作用。此外，足跟高度不宜过高。

　　（3）**鞋子尺码**：当然以合适的码数为准，其中鞋尖较窄的鞋子不可取，鞋尖过窄易对脚趾产生挤压造成畸形。此外，由于青少年处于生长发育最重要，也是最快的时期，经常换鞋是不可避免的，买鞋时不宜买码数过大、不合脚的鞋，鞋子小了之后也应该及时更换。同时，青少年日常生活中应备几双合适的鞋轮换着穿，避免经常穿一双鞋子导致鞋底快速磨损及真菌孳生等问题。

枕头与床垫

易被忽视的误区

误区 床越硬越好，腰痛睡硬板床就对了。床垫不是易耗品，没坏就不用换。

纠错 人们常说腰痛要睡"硬板床"，殊不知床板绝非越硬越好，更不是只睡床板。不合适的枕头与床垫是导致青少年睡眠异常的常见诱因。青少年处于肌肉骨骼系统发育期，过硬的床垫睡上去不能贴合人体生理曲线，容易导致青少年头、颈、背、腰在睡眠期间处于异常状态，相关肌肉长时间异常收缩，脊柱关节长时间异常受力；床垫也不能太软，过软的床垫会使身体下陷，青少年脊背同样未能得到充分休息与放松，晨起时易出现脊背僵硬、肌肉酸痛，易发落枕、腰痛等不适。

此外，床垫需要定期更新，并不是用不坏就不用换，得根据使用程度判断其承托力、贴合度是否还合适，若不合适，则需及时更换。另外，长期使用的床垫上螨虫、真菌也较多，再好的床垫也要"退休"。

不合适的枕头与床垫危害大

适合的枕头与床垫是保障青少年良好睡眠、促进青少年骨骼正常发育的必要条件。青少年处于骨骼发育的关键时期，白天久坐与不良姿势极易导致颈背肌肉疲劳，睡眠期间是脊背肌肉骨骼充分放松的绝佳时机。青少年学业繁重，良好的睡眠也是学习效率的保证。因此，挑选舒适的枕头与床垫是青少年及其父母的重要课题。如何选择"枕头高低""床垫软硬"，困扰着很多青少年及家长。那么，如何判断枕头、床垫是否合适呢？

当孩子出现如下不适时，说明孩子的枕头或床垫可能会存在问题，应及时更换合适的枕头或床垫，并就医解决已经出现的问题。

1. 晨起颈部和腰背部僵硬、肌肉酸痛，容易落枕或腰痛。
2. 睡眠障碍，如入睡困难、失眠、易醒等。
3. 脊柱发育异常，如存在头前倾、圆肩、驼背等情况。

1. 合适的枕头

选择枕头主要关注枕头的高度与填充物。枕头高度的选择是因人而异的,一般以侧卧、仰卧时下颌与额头保持同一水平,不要出现头颈明显前屈后伸和侧屈为佳。一般枕头可分为颈枕和头枕两部分,颈枕高度大约10厘米,为全枕最高的部分,头枕与颈枕间应形成个凹槽。枕头填充物选择范围很广,青少年可选择活性炭填充,有助于除去日常生活中的辐射、异味等;还可选择小麦皮、谷类等植物填充材料,保证枕头的弹性与透气性;高质量的乳胶枕也是不错的选择。最后,应注意经常更换枕头,以免长期使用导致枕头变形与卫生问题。

2. 合适的床垫

适合青少年使用的床垫,首先需要根据青少年身高、体重来选择尺寸,然后根据人体自然生理曲线,选择床垫材质,保障睡眠时能够给予身体良好的支撑,避免床垫过硬或过软导致脊柱侧弯或腰背部疼痛不适等问题。由于个人体质差异,床垫软硬的选择也是相对的,体重轻可以睡偏软一点的床垫,体重重则可以睡稍微硬一点的床垫。同时,睡姿也是选择床垫时需要考虑的因素。例如女生髋部比腰部宽许多,若习惯侧睡,床垫需要稍软以适合其身体侧面的轮廓。

（1）**床垫尺寸**：需要根据青少年的身高体重来进行选择,床的长度至少应该比身高长出10厘米。如果条件允许,在卧室空间可接受的范围内可以尽量选择宽一些的床,这样睡觉时方便自由辗转,可以提高睡眠质量。同时,还需要考虑床垫厚度,并不是越大越厚的床垫就一定越好,主要还是看床垫的承托力。例如弹簧床垫,一般较其他床垫要厚,但如果弹簧的长度不变,底面垫料加厚的话,可能就会变得稍软而没有很好的承托力。因质量问题发生形变的弹簧会影响床垫的承托力,需要及时更换。而其他没有弹簧的床垫厚度一般较薄,放置在床板上,既可带来缓冲,也不至于过软。

（2）**床垫材质**：床垫材质的选择主要遵循两个原则,一是安全环保,二是软硬适度。青少年处于生长发育期,床垫作为使用频率很高的生活用品,安全健康是最重要的,需要保持干燥、清新、凉爽。不同材质的床垫软硬度自然是不一样的,所以在选择的时候可以根据其软硬程度判断与身体的贴合程度。一般而言,椰棕床垫和弹簧床垫较为常见。椰棕床垫相对较硬,可以提供坚实的支撑,比较有利于青少年尤其是男生在生长发育期形成良好的身姿。当然,必须要遵循软硬适中、与身体贴合的原则,要选择与肩、腰、臀贴合的床垫,使脊柱保持自然伸展度。弹簧床垫因其结构、数量、填充材质等都会影响其质量,如上述所说,要选择承托力、贴合度较好的类型。至于其他如乳胶、记忆棉等材质的床垫,同样的道理,在选择时应根据体重等因素进行选择,能够很好地紧贴身体,具有良好的承托能力以减轻身体压力的床垫才是适宜的。

生活选品不马虎

形体矫正辅助器具

青少年学习任务日益繁重,伏案久坐容易引起颈、腰椎不适,坐姿不当也会导致头颈前倾、圆肩、驼背等体态问题。若此类异常长期未得到关注与改善,将造成不可逆的肌肉骨骼系统损伤,不仅仅影响形体美观,更是一种严重的身心健康问题。此外,青少年在进行体育运动过程中,容易出现膝、踝关节扭伤。因此,市场上出现诸多异常姿势矫形、运动损伤防护或康复的辅助器具。

 易被忽视的误区

(误区) 小孩子还在长身体,姿势不好都是暂时的,长长就好了。

纠错 青少年的确处于生长发育期,但常见于青少年群体中的圆肩、驼背、头颈前倾、骨盆倾斜、长短腿等姿势异常,均为肌肉骨骼系统失衡而导致的异常姿势,这些异常姿势若不能得到及时矫正,不仅不能随着青少年成长而消失,反而会诱发青少年肌肉骨骼系统更为严重的异常发育。当然,辅助器具是矫正肌肉骨骼系统异常发育的有效方法,但绝不能完全依赖辅助器具,而应把重点放在加强针对性的功能锻炼,帮助青少年肌肉骨骼尽快恢复平衡状态。

颈肩矫形辅助器具

颈肩部矫形辅助器具主要用来矫正因长期伏案、书包过重而引起的圆肩、驼背、头前倾等姿势异常,进而改善颈肩姿势异常引起的颈肩僵硬、疼痛等。此类姿势异常与疼痛均源于肌肉失衡,如临床常见的上交叉综合征。使用矫形器具则通过外力作用提供稳定和支持,辅助固定以预防姿势异常和矫正形体。常见的颈肩部矫形辅助器具有以下两种。

(1)肩背矫正带。无论是早期大家熟知的"背背佳",还是后来迷你隐形式、智能感应式肩背矫正带,原理都是通过外力作用辅助肩背部肌肉用力以打开肩膀,效果因人而异。选择时应以舒适、适宜为主。肩带过窄易导致局部压力过大,从而产生疼痛不适,应当避免。

（2）颈托。多用于较严重的颈椎病或颈部外伤后。类型包括软式颈托和硬式可调颈托等。有一定颈肩制动保护作用，但不建议长期使用，可能引起肌肉萎缩无力、韧带紧张等。

颈肩部矫形辅助器具的使用应配合肌肉功能锻炼，以改善肌肉失衡，进而纠正颈肩异常姿势与僵硬、疼痛等症状。

腰、膝、踝辅助器具

青少年常因运动不当而出现腰、膝、踝关节扭挫伤，急性损伤期常需要腰托、护膝、护踝等辅助固定器具对损伤部位进行固定保护。因久坐而导致的腰部静力性损伤也可以短期使用腰托减轻相关疼痛。但不应长期使用这些辅助器具，长期使用易导致相关肌肉的废用。此类辅助器具的使用应听从医嘱。

（1）腰部辅助器具。腰托一般在腰痛急性期使用，可以辅助固定、支撑腰部，缓解肌肉痉挛，减轻疼痛，长途旅行也可借此缓解腰部疲劳。日常久坐办公导致腰痛的人群，也可借助腰部靠垫支撑缓解疼痛。需要注意，若有腰椎压缩性骨折，则需使用专业的医用固定护具以帮助修复。

（2）膝关节辅助器具。常见护膝有：①髌骨位置开口式，可防止髌骨不正常滑移，减轻髌骨压力，增强膝关节稳定；②包覆调整式，有弹性粘扣和绑带设计，可以根据自身需求加压调节；③支撑条式，在两侧加强固定度，支撑效果相对较好。护膝的使用在运动时为膝关节损伤提供一定的预防损伤作用，而膝关节支具则可在损伤较为严重时制动使用。

（3）踝关节辅助器具。踝关节扭伤极为常见，扭伤后应及时冰敷消肿，加压固定并抬高患肢，一般使用绷带加压式辅助护具为主。平时运动预防也可使用相关绷带加压式踝关节护具。

脊柱侧弯辅助矫正器具

青少年脊柱侧弯发病率越来越高，轻中度脊柱侧弯患者及其家长往往倾向于使用脊柱侧弯支具等保守治疗方案。然而，脊柱侧弯支具的选择却成为困扰青少年家长的难题。首先需要明确，脊柱侧弯支具应在医生指导下进行选择与使用。脊柱侧弯支具的选择需要注意如下几个方面。

（1）施力位置。脊柱侧弯支具的设计主要是在侧凸最大处施加矫正力，并在相对位置施加反作用力，以帮助脊柱恢复受力平衡状态。因此，正确施力位置是脊柱侧弯支具设计的关键。

（2）释放空间。脊柱侧弯支具上往往会有明显的凸起或空洞，这是为了使侧弯处回归正确位置，在施加相对作用力处预留一定空间，不影响正常呼吸和呼吸训练。

（3）人体力线。脊柱侧弯角度是评价的重点，在穿戴矫形器具之前大多数患者身体会发生偏移，穿戴后偏移会减少，侧弯角度也会相应减少。如果侧弯较为严重，则应至少保证不能加重症状；对于大角度脊柱侧弯患者，需要逐步减少其侧弯角度。

（4）外观。脊柱侧弯支具外观要流畅，边缘需打磨平滑，以不因局部压力过高而产生疼痛和皮肤破损为宜。若有皮肤破损或严重压红，需要及时调整。

（5）活动检查。穿戴脊柱侧弯支具后，应不影响正常生活的基本动作。

04 脊柱健康动起来

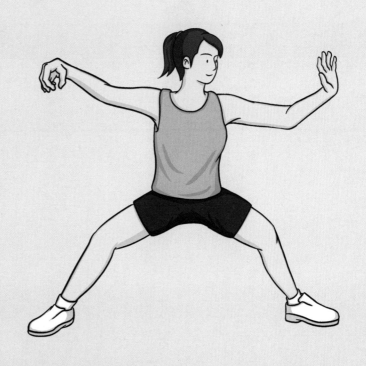

这些运动有益于脊柱健康

随着生活、工作、学习方式转变，长时间伏案使颈椎病、腰痛、椎间盘突出等脊柱健康问题不仅困扰着成年人，也严重影响了青少年肌肉骨骼系统发育。同时，全面运动意识的提升，运动场地与设施的多样化和便利化，也促使更多人思考什么运动可以有效缓解脊柱健康困扰，促进肌肉骨骼系统健康发育。下面就介绍一些有益于脊柱健康的日常运动。

 游泳

游泳可减轻脊柱负重。游泳时浮力可以有效降低颈椎和腰椎间盘的压力。同时，游泳过程中需要不断地抬头吸气、低头吐气滑行，节奏性的游泳换气动作可充分活动脊柱关节，有效锻炼颈、背肌肉与韧带，增强相关肌肉力量与柔韧性，可有效预防与治疗颈椎病、腰痛等脊柱疾病。

同时，游泳需要全身协调运动，运动过程中可有效促进人体血液循环与新陈代谢，有助于恢复长期静力损伤引起的颈、腰疼痛。此外，游泳有助于呼吸功能和肺活量的训练，可辅助改善脊柱侧弯导致的呼吸功能下降。游泳对肩部、上肢、下肢的锻炼也促进了全身平衡，进而预防脊柱疾病。

脊柱疾病患者需要注意泳姿的选择：①颈椎病患者可以选择仰泳或蛙泳；②颈性眩晕患者应避免自由泳，减少左右转头换气；③腰痛症患者应避免动作幅度较大的蝶泳。

 慢跑

慢跑是一项平衡锻炼全身肌肉、增强协调能力、改善心肺功能的日常运动，且不受运动场地限制，非常适合青少年。慢跑时应注意：①由于日常道路存在一定倾斜角度（利于排水），慢跑时应选择同路往返跑，保证身体两侧受力均衡；②慢跑应注意控制距离、时间，不可过量运动；③注意跑步姿势，上半身切勿过度前倾；④慢跑前应做适当准备活动，慢跑后应进行必要的肌肉拉伸。

传统"身心运动"

中国传统太极拳、八段锦、五禽戏等"身心运动"可有效改善身体平衡、缓解肌肉紧张。同时,此类运动强调运动过程中动作、呼吸、意念的统一配合,在运动过程中不仅可以缓解肌肉紧张与疲劳,更能有效改善呼吸障碍,缓解紧张、焦虑、抑郁等情志问题。

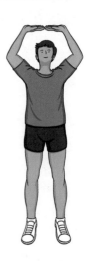

其中,八段锦具有动作简单易学、疗效显著、不受条件制约等特点,非常适合青少年课间在操场运动。八段锦的动作套路主要包括各方位的缓慢伸展,可充分锻炼骨骼、肌肉、韧带,缓解肌肉紧张与疲劳,恢复肌肉张力与弹性。例如"双手托天理三焦",这一式主要是双手交叉上托到最高点,同时抬头仰目。这一动作可以充分拉伸肩部、颈部肌肉,改善血液循环,促进颈肩部关节良性运转。青少年练习八段锦功法套路,对脊柱健康意义重大。

注意事项

    1. 瑜伽、普拉提、拉伸运动也是缓解肌肉紧张的有效办法。然而,瑜伽运动往往动作幅度较大,易产生过度拉伸损伤。此类运动应在专业教练的指导下学习、掌握运动形式与运动幅度,学习完成后方可独自练习。

    2. 羽毛球、乒乓球等单手臂运动,不太适合青少年长期练习,尤其是有脊柱侧弯的青少年,此类反复单手臂运动易导致脊柱侧弯恶化。青少年在羽毛球、乒乓球等运动后可以进行必要的对侧运动和肌肉拉伸,减少相应不良影响。

    3. "小燕飞""倒走"等腰背肌肉与平衡运动具有一定改善腰背肌肉功能的疗效,但是切不可盲目练习,练习不当易损伤肌肉与脊柱关节。

    4. 在进行篮球、足球等激烈对抗运动前应做充分热身,并佩戴合适的护具,减少相应运动损伤风险。

脊柱健康保健操

青少年学习任务繁重,有效的运动对青少年脊柱发育能够起到良好的调节作用。青少年可以利用课间休息之余,抽出一点时间进行脊柱健康的保健操锻炼。脊柱健康保健操动作简单,不限环境,可以随时随地放松颈、腰、背,缓解疲劳,帮助脊柱健康发育。

头颈部运动

颈部屈伸(前后)运动

Step 1:坐位或站立位,双手十指交叉置于头后枕部,运动时配合自然呼吸。

Step 2:头颈部前屈至最大幅度(下颌尽量接近胸骨),双手略施加向下的压力,使颈后部肌肉有牵拉感,保持3～5秒,然后头颈部慢慢恢复中立位。

Step 3:头颈部再后伸至最大幅度,使颈前部肌肉有牵拉感,保持3～5秒,然后头颈部慢慢恢复中立位。

每组3次。

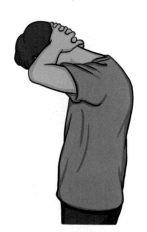
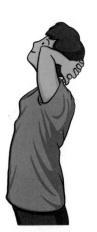

颈部侧屈（左右）运动

Step 1：取坐位，双手握住座椅两侧边缘，运动时配合自然呼吸。

Step 2：颈部向左侧屈至最大幅度，使右侧颈肩部有牵拉感，保持 3～5 秒，然后头颈部慢慢恢复中立位。

Step 3：颈部向右侧屈至最大幅度，使左侧颈肩部有牵拉感，保持 3～5 秒，然后头颈部慢慢恢复中立位。

每组 3 次。

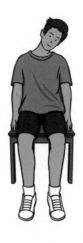
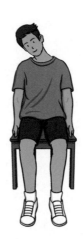

颈部肌肉力量训练

Step 1：坐位或站立位，双手十指交叉置于头后枕部，头颈部用力后伸，双手施以阻力，保持 3～5 秒。

Step 2：双手十指交叉置于前额部，头颈部用力前屈，双手施以阻力，保持 3～5 秒。

Step 3：左手掌心抵住头部左侧，头颈部用力左侧屈，左手施以阻力，保持 3～5 秒。

Step 4：右手掌心抵住头部右侧，头颈部用力右侧屈，右手施以阻力，保持 3～5 秒。

每组 3 次。

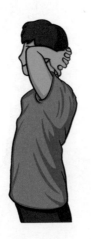
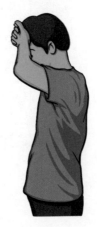

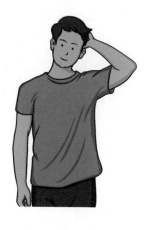
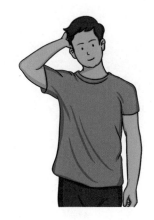

 腰背部运动

前胸伸展

Step 1：站立位，双脚与肩同宽，双手十指交叉置于身后，掌心向前，双臂伸直，头颈部略后伸。

Step 2：双肩向后展开至最大幅度，使肩背部肌肉有明显的挤压感，保持 3～5 秒。

每组 3 次。

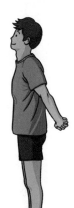

背部伸展

Step 1：站立位，双脚与肩同宽；双手十指交叉，掌心向前。

Step 2：双臂前伸，向前推至最大幅度，使背部肩胛骨间肌肉有牵拉感，保持 3～5 秒，然后放松。

每组 3 次。

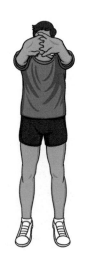
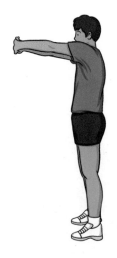

坐式旋转

Step 1：坐位，双腿自然分开，膝关节屈曲 90°，腰背部挺直。

Step 2：臀部和下肢保持不动，上半身向右转动至最大幅度，保持 3～5 秒。

Step 3：臀部和下肢保持不动，上半身向左转动至最大幅度，保持 3～5 秒。

每组 3 次。

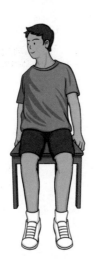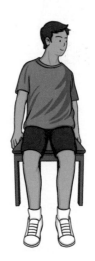

腰背伸展

Step 1：面墙站立，双脚与肩同宽，双臂上举。

Step 2：弯腰前屈，至上身与双腿垂直；双掌扶墙，头部前伸，臀部向后，伸展腰背部，保持 3～5 秒，然后放松。

每组 3 次。

注：此运动也可采用椅背或桌面辅助，用双手扶椅背或桌面进行腰背部伸展。

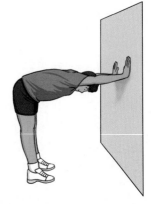

桌椅辅助运动

颈、胸椎伸展运动

Step 1：正坐于椅子上，挺直胸背，目视前方，下颌微收；膝关节屈曲 90°，双脚平放于地面；肘关节屈曲 90°。

Step 2：双掌至于桌面下，掌心向上；双掌向桌面施加轻微压力，同时，背部和颈部向上伸展，骨盆略向前（臀部向前趋势），保持 30 秒。

每组 3 次。

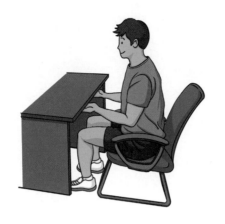

肩胛提肌拉伸

Step 1：正坐于椅子上，挺直胸背，膝关节屈曲 90°，双脚平放于地面。

Step 2：左肘屈曲，左手置于腰部，以保证腰椎前凸；右手置于头后枕部，向右下 45° 方向拉伸颈部，拉至最大程度，保持 30 秒。

Step 3：同样程序，拉伸对侧。

每组 3 次。

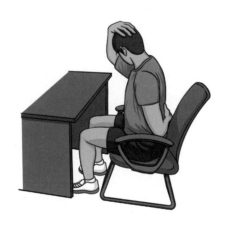

"4 字"拉伸运动

Step 1：正坐于椅子上，挺直胸背，膝关节屈曲 90°，双脚平放于地面。

Step 2：将左脚踝部置于右膝上，右手扶住左脚脚背，让左脚呈绷脚尖的状态；左前臂置于左膝部，略向下压。

Step 3：上身挺直，从臀部开始慢慢向前倾，直至髋部和腰部有拉伸感，保持 30 秒。

Step 4：恢复起始姿势，换另一侧下肢进行拉伸。

每组 3 次。

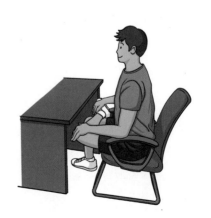

脊柱侧弯青少年的日常运动

 易被忽视的误区

误区 1 经常大量运动可有效预防与治疗脊柱侧弯。

纠错 多数青少年和家长倾向于通过运动锻炼来预防与治疗脊柱侧弯。正确的锻炼有助于脊柱侧弯的改善。然而,伴随着对改善侧弯的迫切需求,青少年往往在未有效掌握运动治疗方案的前提下,就开始进行大量盲目的运动。由于脊柱侧弯患者肌肉骨骼系统处于失衡状态,不正确的运动治疗方案或过度运动均可导致脊柱侧弯恶化。同时,乒乓球、羽毛球等频繁单侧肢体旋转的运动本身就可诱发脊柱侧弯。因此,脊柱侧弯的预防与治疗运动必须选择正确的运动方案,且不可过度运动。

误区 2 "小燕飞"可以锻炼腰背肌肉,适合脊柱侧弯青少年锻炼。

纠错 "小燕飞"的锻炼动作是俯卧位,将头与下肢向后背伸。这种腰背后伸运动可导致脊椎间前后压力极度失衡。脊柱侧弯患者若锻炼这类动作,其本已失稳的侧弯脊柱节段在极限压力下,椎间盘结构极易受到破坏,导致椎间盘突出,加速脊柱侧弯的恶化。日常生活中的异常姿势,如长时间俯卧位看书、玩手机等,也会对脊柱造成同样的伤害。

 应避免的运动方式

负重类运动

与正常脊柱相比,侧弯的脊柱对抗重力能力更差。因此,负重运动会加大侧弯进展的风险,骨骼未发育完全的青少年尤其应避免进行负重类运动。

常见的负重运动有举重、柔道、摔跤、跆拳道、健身房器械运动(如哑铃、负重深蹲)等。频繁跳跃运动(如篮球、排球、跳高等)因需频繁跳起对抗地心引力,也不适合脊柱侧弯的青少年。

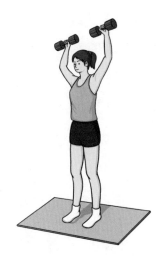

旋转类运动

脊柱侧弯是三维脊柱畸形，且由于人体代偿作用，多数脊柱侧弯呈方向相反的双弯畸形。同时，脊柱侧弯均伴随明显的肌肉失衡，胸椎段侧弯与腰椎段侧弯常呈现明显的斜线对称式的肌肉萎缩。常见的旋转类运动多为频繁单侧旋转运动，此类运动形式不能有效顾及胸腰椎的双弯。长期进行旋转类运动会导致青少年脊柱侧弯恶化。

常见的旋转类运动有乒乓球、羽毛球、网球、棒球、高尔夫球等。

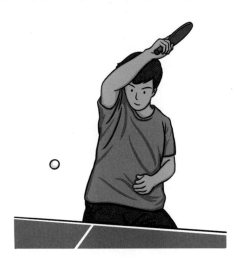

适合的运动方式

平衡类运动

考虑到脊柱侧弯青少年肌肉骨骼系统的失衡状态，日常运动中可选择左右平衡的非负重（或减少负重）类运动。

常见的平衡类运动有游泳、慢跑等。游泳可有效减少脊柱负重,而且游泳时规律的换气也让青少年在运动的同时进行了有效的呼吸训练。

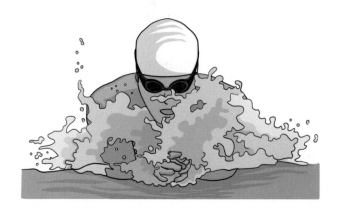

传统"身心运动"

脊柱侧弯会给青少年带来明显的心理问题,如焦虑、自卑甚至自闭等。传统"身心运动"既可以改善脊柱侧弯患者脊柱及其相关肌肉的柔韧性,又有助于患者心理健康和呼吸功能锻炼。常见的传统"身心运动"有太极拳、八段锦、六字诀等。

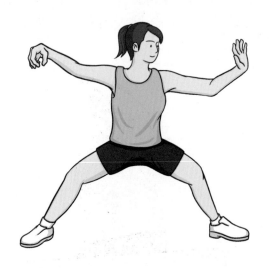

05 附录：就医贴士

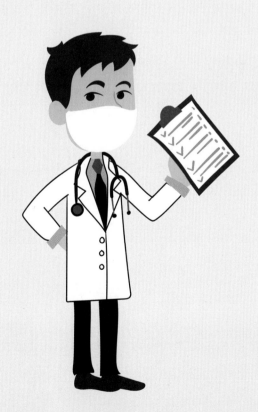

就 医 信 号

本书前续章节已经介绍了青少年常见肌肉骨骼系统疾病相关症状及其就医信号。此附录将介绍一种简单、快速、初步判断青少年肌肉骨骼健康的方法。

如果青少年出现如下问题/症状（即选择的答案是"是"），可能存在肌肉骨骼健康问题，选择的"是"越多，越应该及时就医。

● **青少年常见肌肉骨骼系统疾病相关症状及就医信号自测表**

1. 头部倾斜（歪脖子），或者双耳下缘不等高。	是□；否□
2. 头部旋转，后面观可见一侧下巴或脸颊更大。	是□；否□
3. 头颈部前探，头部位于胸部前方。	是□；否□
4. 高低肩，即左右肩膀不一样高。	是□；否□
5. 坐姿或站立时，圆肩、驼背。	是□；否□
6. 单侧或双侧肩胛骨异常翘起。	是□；否□
7. 双侧肩胛骨最下端不等高。	是□；否□
8. 双臂与腰部之间空隙不等大或一侧腰部存在明显褶皱。	是□；否□
9. 双侧髋部不等高，即内裤上缘不在同一高度。	是□；否□
10. 双膝不等高，即髌骨下缘不在同一高度。	是□；否□
11. 女孩两侧乳房大小不一。	是□；否□
12. 生活中习惯性坐姿或站姿歪扭。	是□；否□
13. 穿着 T 恤两侧领口不对称，颈部两侧领口大小不一。	是□；否□
14. 双脚鞋跟磨损程度不一。	是□；否□
15. 习惯性走路不沿直线向前。	是□；否□
16. 颈肩部板滞不适，习惯性落枕。	是□；否□
17. 经常头痛，以偏头痛、前额痛居多。	是□；否□
18. 经常感觉腰部板滞、疼痛。	是□；否□
19. 习惯性踝关节扭伤，即崴脚。	是□；否□

20. 时常出现手臂、手指的麻木感。	是□；否□
21. 时常出现腿部、脚趾的麻木感。	是□；否□

　　家长既可以选择在日常学习、走路、生活中观察青少年是否存在上述异常，也可以让青少年脱去上衣，自然站立，家长从青少年正面或后面进行观察。

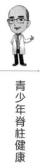

高 效 就 医

青少年学习内容丰富、日程安排较满。同时,考虑到医院门诊量大、等候时间长等因素。如何提高青少年就医看病效率,在有限时间内达到最佳就诊效果一直困扰着广大青少年及家长。其实,大家可以在如下方面做好充分准备,提高就诊效率。

1. 明确就诊科室

青少年脊柱及相关肌肉骨骼系统疾病,通常应就诊医院的骨科、骨伤科、推拿科和康复科。

2. 选择适合医生

就诊前可以通过医院的官方网站查询就诊科室的医生信息,网站会介绍医生擅长的疾病和治疗方法等信息。家长可以根据这些信息及医生出诊时间选择适合的医生。

3. 预约就诊

现在的医院门诊,尤其是专家门诊基本实行预约就诊。因此青少年及家长应充分利用各种预约方法,提前预约就诊。有效预约方法如下:电话预约(医院官方电话)、医院官网预约、预约平台(微医、支付宝等)和现场预约,家长也可以选择提前去医院现场预约,虽然需要投入更多时间,但是也可以现场咨询台了解更详细的信息。尤其是首诊过后,每次就诊完毕不要忘记现场预约下次复诊时间。

4. 病情陈述

有效而准确地陈述病情是提高就诊效率的关键。许多青少年或家长往往未能与医生进行有效沟通。病情陈述应包含如下主要问题:目前的主要症状;主要症状持续时间;相关诊治情况(哪里就诊过、做过什么检查、接受什么治疗、治疗效果如何等)、曾经患过的其他疾病等。

5. 辅助检查资料

就医时一定带好已有的相关检查资料,例如:X线、CT、MRI胶片和报告单。这些辅助检查资料对医生诊断疾病、判断疾病变化非常重要。若未带全这些资料,可能面临再次检查与就诊的尴尬。

为了提高就诊效率,就诊前也可以通过网络了解一些相关信息,以免浪费时间。例如:医院周边交通与停车情况;医院挂号、付费流程等。这些细节往往可以节省许多时间。还有不要忘记带好医保卡、身份证等就医必备品。

附录:就医贴士